Collection

NOUVEAUX DOSSIERS CLINIQUES 2008 « 50 + 10 »

CANCEROLOGIE

Sandra MALAK - Jean-David ZEITOUN

DOSSIERS TRANSVERSAUX

SOMMAIRE

DOSSIERS CLASSIQUES

DOSSIER 1

Vous êtes une jeune interne en cours d'internat pour vous spécialiser en oncologie.
Vous avez pris une année pour faire votre master d'oncogenèse. Votre cousin qui prépare l'ENC vous appelle car il ne comprend rien aux cancers de ce fameux module X et vous pose quelques questions sur la nature même de cette maladie.

1°) Quelles sont les caractéristiques d'une cellule cancéreuse ?

2°) Quels sont les 2 types de gènes qui peuvent être à l'origine de la cancérogenèse ? Par quelle altération de leur fonction ? Donner un exemple pour chacun.

3°) Quelle est la fonction possible des gènes altérés ?

4°) Comment s'explique l'instabilité génétique de la cellule cancéreuse ?

5°) Quel est le résultat fonctionnel des accumulations d'anomalies génétiques ?

6°) Quelles sont les différentes étapes de l'induction tumorale ?

7°) Quels sont les différents types d'agressions génotoxiques ?

8°) Quelles sont les différentes étapes macroscopiques de la cancérogenèse ?

9°) Quels sont les mécanismes de prédispositions héréditaires aux cancers ? Donnez un exemple dans chaque cas.

10°) Donnez un exemple thérapeutique issu de la compréhension des mécanismes d'oncogenèse.

DOSSIER CANCEROGENESE

1°) Quelles sont les caractéristiques d'une cellule cancéreuse ?	***12***
Capacité de **croissance exagérée (2)**	*2*
Insensibilité aux inhibiteurs physiologiques de la croissance cellulaire (2)	*2*
Echappement à l'apoptose (2)	*2*
Capacité de se **diviser de façon illimitée (2)**	*2*
Capacité d'induire **une néo-angiogenèse (2)**	*2*
Capacité **d'invasion et de métastaser (2)**	*2*

2°) Quels sont les 2 types de gènes qui peuvent être à l'origine de la cancérogenèse ? Par quelle altération de leur fonction ? Donner un exemple pour chacun.	***10***
Proto-oncogènes (3) :	*3*
• Sont transformés en oncogènes	
• **Lorsqu'ils sont suractivés par** (modification de leur activité ou expression exagérée), **(1)**	*1*
• **Ex. : c-erb2 (HER2) (1)**	*1*
Gènes suppresseurs de tumeur (3)	*3*
• **Leur inactivation** favorise la cancérogenèse **(1)**	*1*
• **Ex. : p53 (1)**	*1*

3°) Quelle est la fonction possible des gènes altérés ?	***6***
• **Régulation** positive ou négative **de la croissance cellulaire (2)**	*2*
• Régulation de la différentiation et de la sénescence cellulaire **(1)**	*1*
• **Régulation de l'apoptose (2)**	*2*
• **Contrôle du maintien de l'intégrité du génome** (réparation, surveillance de l'intégrité) **(1)**	*1*

4°) Comment s'explique l'instabilité génétique de la cellule cancéreuse ?	***10***
Altération des **systèmes de réparation de l'ADN (2)**	*2*
Altération des gènes **: de surveillance du génome (2)**	*2*
de régulation de l'apoptose (2)	*2*
Avantage de prolifération et de survie qui augmente le nombre de mitoses et donc la probabilité de mutation **(2)**	*2*
Instabilité caryotypique par altération des mécanismes de séparation et de ségrégation des chromosomes lors de la mitose (2)	*2*

5°) Quel est le résultat fonctionnel des accumulations d'anomalies génétiques ?	***4***
Sélection de clones de plus en plus agressifs **(2)** Acquisition des capacités **d'envahissement des tissus adjacents (1)** Acquisition de la capacité **de métastaser (1)**	***2*** ***1*** ***1***

6°) Quelles sont les différentes étapes de l'induction tumorale ?	***12***
Initiation : altération génique initiale **(4)** **Promotion :** par des facteurs favorisant la prolifération tumorale **(4)** **Progression :** transformation cancéreuse par **(4)** : • Accumulation d'erreurs de réplication • Apparition de nouvelles anomalies génétiques • Sélection de clones agressifs	***4*** ***4*** ***4***

7°) Quels sont les différents types d'agressions génotoxiques ?	***6***
Carcinogènes **chimiques : (1)** • Carcinogènes endogènes : oxydation génomique (radicaux libres) • Carcinogènes **environnementaux : alkylants, amiante, tabac, arsenic…(2)** Carcinogènes **physiques : radiation ionisante, rayons ultraviolets (2)** Carcinogènes **viraux : human papillomavirus,** Ebstein-Barr virus, **virus de l'hépatite B (1)**	***1*** ***2*** ***2*** ***1***

8°) Quelles sont les différentes étapes histologiques de la cancérogenèse ?	***15***
Hyperplasie (3) **Dysplasie (3)** **Cancer in situ (3)** **Cancer invasif (3)** **Métastases (3)**	***3*** ***3*** ***3*** ***3*** ***3***

9°) Quels sont les mécanismes de prédispositions héréditaires aux cancers ? Donnez un exemple dans chaque cas.	***10***
Inactivation germinale d'un gène suppresseur de tumeur (3) : Ex. : rétinoblastome (Rb), sein (BRCA1ou2), Li-Fraumeni (p53), polypose colique familiale (APC) **(1)**	***3*** ***1***

Mutation germinale activatrice d'un oncogène (2) Ex. : cancer médullaire de la thyroïde, néoplasie endocrinienne multiple de type 2 (RET) **(1)**	*2* *1*
Anomalie congénitale de réparation de l'ADN (2) Ex. : HNPCC (syndrome de Lynch), *xeroderma pigmentosum*, ataxie télangiectasie (ATM), polypose atténuée (MYH) **(1)**	*2* *1*
Polymorphismes des gènes de susceptibilité **(0)**	*0*

10°) Donnez un exemple thérapeutique issu de la compréhension des mécanismes d'oncogenèse.	***15***
Anticorps monoclonal : anti-HER2 pour le sein (Herceptin®) Anti-EGF-R pour le côlon (Erbitux®) Avastin® anti-VEGF pour le côlon **Inhibiteur de la tyrosine kinase Glivec®** (leucémie myéloïde chronique) et les tumeurs stromales (GIST : gastro-intestinal stroma tumor) **Sutent® anti-angiogénique pour les cancers du rein** **Acide tout trans-rétinoïque** de la LAM3 (1 exemple : **15**)	

COMMENTAIRES DU DOSSIER

Q8)

Dysplasie : défaut de développement d'un tissu ou d'un organe
Hyperplasie : développement exagéré d'un tissu ou d'un organe

Néoplasie : lésion tissulaire anormale résultante d'une prolifération cellulaire en excès aboutissant à la formation d'un nouveau tissu dont la croissance désordonnée dépasse celle des tissus normaux, elle acquiert une autonomie vis-à-vis des stimuli qui lui ont donné naissance et du reste de l'organisme.
C'est une masse anormale inutile, sa croissance concurrence les cellules et les tissus normaux, pour leur approvisionnement en énergie et en substrats nutritionnels.

Cancer in situ : néoplasie n'ayant pas franchit la membrane basale
Cancer invasif : néoplasie ayant franchit la membrane basale

Différence entre une hyperplasie et une néoplasie : l'hyperplasie est une prolifération excessive, mais n'aboutit pas à un nouveau tissu, quand les stimuli s'arrêtent, la croissance s'arrête.
La dysplasie tissulaire est un état précancéreux.
L'hyperplasie peut être un état précancéreux mais pas systématiquement.

DOSSIER 2

Mme J., 40 ans, se rend chez son médecin généraliste devant l'apparition d'une tuméfaction sus-claviculaire gauche. Celui-ci vous l'envoie rapidement en consultation d'hématologie, en ayant fait le diagnostic d'adénopathie sus-claviculaire gauche.

1°) Quelle est l'appellation de ce ganglion ? Quel est son territoire de drainage ?

2°) Quels symptômes généraux vous orientent vers une pathologie néoplasique ?

3°) Quelle attitude adoptez-vous face à cette adénopathie ?

L'examen anatomopathologique met en évidence un adénocarcinome peu différencié.

4°) Quels sont les primitifs à rechercher en priorité ?

5°) Quelle sera votre prise en charge globale non thérapeutique ?

6°) En quoi consiste un PET-scan, sur quel principe est-il fondé ? Quelle est la limite de cet examen ? Le cas présent vous semble-t-il une bonne indication ?

DOSSIER ADENOPATHIE

1°) Quelle est l'appellation de ce ganglion ? Quel est son territoire de drainage ?	***15***
Ganglion de **Troisier (6)**	*6*
Digestifs (3): estomac, côlon, pancréas, estomac, œsophage	*3*
Endocrinien : **thyroïde (1)**	*1*
Gynécologique : sein, ovaire, col et corps de l'utérus (2)	*2*
Poumon (1)	*1*
Uro-génitaux : rein, (pour les hommes : **prostate, testicule) (1)**	*1*
Cutané : **mélanome (1)**	*1*

2°) Quels symptômes généraux vous orientent vers une pathologie néoplasique ?	***10***
• **Altération de l'état général (3) :** - Asthénie, anorexie, amaigrissement	*3*
• **Sueurs nocturnes (4)**	*4*
• **Fébricule (3)**	*3*

3°) Quelle attitude adoptez-vous face à cette adénopathie ?	***20***
<u>Examen clinique :</u>	
• Symptômes généraux, **altération de l'état général (1)**	*1*
• **Signes fonctionnels orientant vers un primitif (2)**	*2*
• **Caractère de l'adénopathie (1) :** consistance, douleur, régularité, fixation, inflammation locale, signes compressifs	*1*
• **Examen des territoires de drainages (4) :** seins, cutané, abdominal, gynécologique, poumon, thyroïde	*4*
• **Examen des autres aires ganglionnaires (3),** d'une hépatosplénomégalie (schéma daté et signé)	*3*
<u>Examens complémentaires :</u>	
• **Cytoponction en urgence en consultation (2),** constitue un élément d'orientation. Le résultat est envoyé pour examen cytologique	*2*
• On programme rapidement une **biopsie-exérèse chirurgicale (3)** pour obtenir **un examen anatomopathologique complet (PMZ)**	*3* ***PMZ***
• Bilan biologique :	
- Numération formule sanguine **(1)**	*1*
- Vitesse de sédimentation, CRP, électrophorèse des protéines sériques **(1)**	*1*
- Ionogramme sanguin, calcémie **(1)**	*1*
- Sérologie toxoplasmose, VIH **(NC)**	***NC***
• Bilan radio : radio de thorax **(1)**	*1*

L'examen anatomopathologique met en évidence un adénocarcinome peu différencié.

4°) Quels sont les primitifs à rechercher en priorité ?	*15*
Cancer du sein (2) **Cancer de la thyroïde (2)**	*10* *5*

5°) Quelle sera votre prise en charge globale non thérapeutique ?	*25*
Voie veineuse centrale (6) de type chambre implantable **Prise en charge sociale (3)** • **Déclaration maladie de longue durée, ALD 30, 100 % (5)** • **Arrêt de travail (5)** • **Aide ménagère (3)** en fonction de l'état général **Aide psychologique personnelle et familiale (3)**, psychothérapie de soutien, relation empathique avec le médecin Contact avec le médecin traitant pour information sur la maladie, sa prise en charge et le pronostic.	*6* *3* *5* *5* *3* *3*

6°) En quoi consiste un PET-scan, sur quel principe est-il fondé ? Quelle est la limite de cet examen ? Le cas présent vous semble-t-il une bonne indication ?	*15*
Examen **scintigraphique (2) :** Tomographie par **émission de positons (3)** au FDG (fluorodéoxyglucose) Parfois couplée à la tomodensitométrie Principe : **Augmentation de l'activité glycolytique des tissus cancéreux (2)** Limite : **Contrôle glycémique stricte (2)** **Oui (4),** **pour la recherche du site primitif (2)** devant une adénopathie métastatique cervicale sans cancer primitif connu.	*2* *3* *2* *2* *4* *2*

Q4)

Il s'agit de cancers hormono-sensibles et potentiellement répondeurs au traitement, donc avec des espérances de survie prolongée. Pour un homme, on rechercherait un primitif prostatique également.

A évoquer :

Etiologies d'une adénopathie localisée :

- Infectieuse :
  - Bactérienne à germe banal
  - Tuberculeuse
  - Maladie des griffes du chat

Etiologie des adénopathies disséminées :

- Infectieuse :
  - Virale : mononucléose, cytomégalovirus, rubéole, rougeole, VIH, varicelle
  - Bactérienne
  - Parasitaire : toxoplasmose, leishmaniose, trypanosomiase
- Inflammatoire : polyarthrite rhumatoïde, lupus, sarcoïdose
- Médicamenteuse
- Hémopathie maligne : leucémie aiguë, lymphome hodgkinien ou non

Q6)

PET-Scan : tomographie par émission de positons couplée au scanner.

Technique d'imagerie fonctionnelle qui permet la détection des radioéléments émetteurs de positons, le 18-fluorodéoxyglucose. Ce dérivé glucosé est consommé par les tissus de forte affinité pour le glucose. On injecte le radioélément à jeun, chez un patient au repos complet, parfois on utilise des myorelaxants.

L'examen est réalisé une heure après l'injection et dure en moyenne 30 min.

Des caméras enregistrent le rayonnement radioactif, en font un traitement informatique, les images obtenues permettent de détecter les cellules les plus consommatrices de glucose, soit les cellules cancéreuses ou inflammatoires.

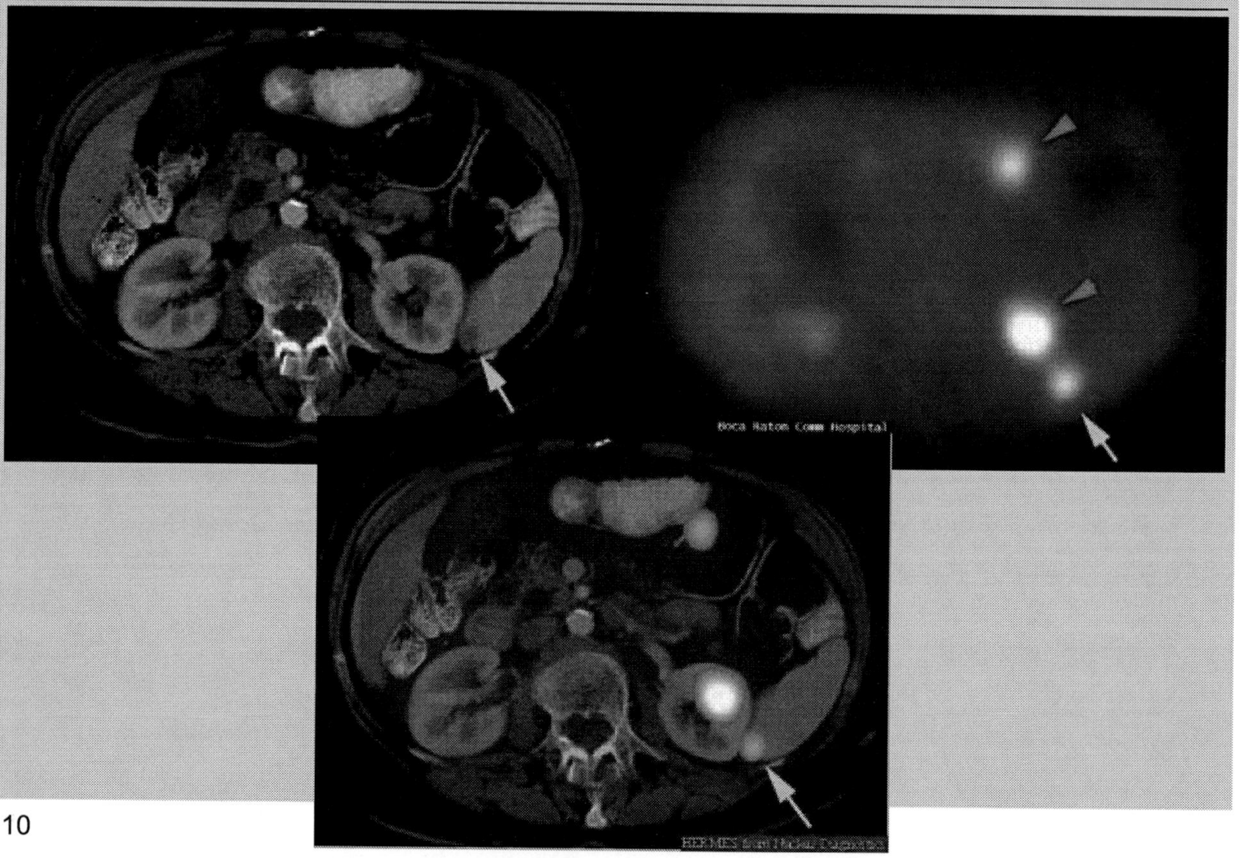

DOSSIER 3

M. N., 37 ans, d'origine vietnamienne, vous consulte pour des troubles apparus depuis plusieurs semaines. Il s'agit du nez et de ses oreilles qui, selon lui, sont bouchés, surtout à droite. Il rapporte également des saignements de nez de très faible abondance et, plus récemment, il lui semble qu'une « boule au cou » lui a poussé. Vous confirmez effectivement l'existence d'une tuméfaction cervicale dont la nature ganglionnaire ne fait pas de doute…

1°) Quel diagnostic évoquez-vous d'emblée ? Sur quels arguments ?

2°) Quel est le principal facteur de risque de cette maladie ?

3°) Complétez votre examen en consultation.

4°) Quels sont les examens complémentaires à réaliser ? (dans le cas où votre hypothèse diagnostique semble se confirmer et en dehors du bilan pré-thérapeutique).

5°) Quels sont les diagnostics différentiels à évoquer ?

6°) Quels sont les éléments principaux du traitement ?

7°) Quelles en sont les complications potentielles ?

8°) Comment effectuez-vous la surveillance ? Quel pronostic attendez-vous ?

DOSSIER CANCER DU CAVUM

1°) Quel diagnostic évoquez-vous d'emblée ? Sur quels arguments ?	***17***
Carcinome indifférencié du naso-pharynx (= rhino-pharynx = cavum) (5)	*5*
Terrain :	
• Sujet **jeune (1)**	*1*
• Origine **asiatique (1)**	*1*
Association (2) de signes :	*2*
• **Otologiques (2) :** impression d'oreille bouchée	*2*
• **Rhinologiques (2) :** obstruction nasale, épistaxis	*2*
• **Adénopathie cervicale (2)**	*2*
Caractère **<u>unilatéral</u> (2)** des symptômes	*2*
Apparition récente et évolution traînante	

2°) Quel est le principal facteur de risque de cette maladie ?	***3***
L'infection à **Epstein-Barr Virus (EBV) (3)**	*3*

3°) Complétez votre examen en consultation.	***15***
Interrogatoire (2) : antécédents familiaux ou personnels ORL, ancienneté des signes, existence de douleurs…	*2*
Examen clinique ORL (2) complet :	*2*
• **Otoscopie (1) bilatérale (1) :** recherche un aspect d'otite séreuse typiquement unilatérale à droite	*1+1*
• **Rhinoscopies (2)** antérieure et postérieure	*2*
• Palpation de toutes les **aires ganglionnaires (2)**	*2*
• Examen **neurologique (1)**	*1*
• **Naso-fibroscopie (4)** (= cavoscopie) : au tube souple, après anesthésie locale à la Xylocaïne® naphazolinée	*4*

4°) Quels sont les examens complémentaires à réaliser ? (dans l'hypothèse où votre hypothèse diagnostique semble se confirmer et en dehors du bilan pré-thérapeutique).	*20*
Pour le diagnostic positif et d'extension loco-régionale :	
• **Pan-endoscopie (5)** des voies aéro-digestives supérieures au tube rigide, sous anesthésie générale, avec biopsies systématiques et dirigées pour anatomopathologie extemporanée et définitive.	*5*
• Imagerie : **scanner cervico-facial (5)** et **IRM (5)**	*5+5*
• Dosages des **anticorps anti-EBV (2)**	*2*
Pour l'extension à distance :	
• **Radio de thorax et échographie hépatique (3)** sont systématiquement réalisées	*3*
• Une TDM thoraco-abdomino-pelvienne complète volontiers le bilan, souvent réalisé dans le même temps que la TDM cervico-faciale...	

5°) Quels sont les diagnostics différentiels à évoquer ?	*5*
Lésions **bénignes (1) :**	*1*
• **Reliquat adénoïdien (2)** (adulte)	*2*
• Polype antro-choanal	
• Angiofibrome naso-pharyngé	
Lésions **malignes (1) :**	*1*
• **Autres cancers du rhino-pharynx (1) (lymphomes ++)**	*1*
• Autres cancers du voisinage (adénocarcinome de l'ethmoïde)	
• Carcinome épidermoïde différencié	

6°) Quels sont les éléments principaux du traitement ?	*10*
Radiothérapie (3) externe (= clé de voûte du traitement) sur la tumeur et les aires ganglionnaires (qu'elles soient libres ou envahies, seules les doses changent) +	*3*
prévention des complications (2) de la radiothérapie	*2*
Chirurgie (2) des reliquats ganglionnaires (non systématique)	*2*
Chimiothérapie (3) (non systématique)	*3*

7°) Quelles en sont les complications potentielles ?	20
Complications de la radiothérapie :	
• Hypo- ou **asialie (2)** et problèmes **dentaires (2)** consécutifs (caries, déchaussement…)	2+2
• **Radiodermite (1)** et **radiomucite (2)**	1+2
• Fibrose musculaire/**myosite (1)** (occasionnant selon le siège, un trismus, un cou « de bois »)	1
• **Ostéo-radionécrose (4)** (~ 5 %), surtout mandibulaire	4
• **Asthénie (1),** survenant vers la 3ème ou 4ème semaine de traitement	1
• Rhinite croûteuse et nécrose cérébrale sont plus rares (mais spécifiques de la radiothérapie du cancer du cavum)	
Complications de la chirurgie :	
• Troubles **morphologiques (1)**	1
• Fibrose cervicale	
• **Déficit du XI (1)** (nerf spinal)	1
Complications de la chimiothérapie : 5 FU et cisplatine	
-Aiguës :	
• **Hématologique (1) :** pancytopénie	1
• **Digestive (1) :** nausées, vomissements, diarrhées…	1
• **Rénale (1) :** insuffisance rénale aiguë par nécrose tubulaire sous cisplatine	1
• Cardio-vasculaire : spasme coronarien au 5-FU	
• **Cutanéo-muqueuse (1)** et alopécie	1
-Chroniques :	
• **Neurologique (1) :** poly-neuropathie périphérique avec les sels de platine	1
• Génitale : oligo- voire azoospermie	
• Cancérogenèse	

8°) Comment effectuez-vous la surveillance ? Quel pronostic attendez-vous ?	10
Clinique (1) = examen complet avec **cavoscopie (2)**	1+2
Imagerie (1) = TDM thoraco-abdomino-pelvienne (2)	1+2
Sérologique (2) = anticorps anti-EA, anti-EBNA et anti-VCA	2
45 à 55 % de survie à 5 ans **(2)**	2

COMMENTAIRES DU DOSSIER

Q1)
L'autre terrain de prédilection du cancer du cavum est le sujet originaire d'Afrique du Nord.

Q2)
On rappelle que ce virus (du groupe des *herpes virus*) est impliqué dans la pathogénie de plusieurs cancers : cavum, LMNH type Burkitt, lymphome cérébral du SIDA, Hodgkin…

Q3)
Points probables pour les items suivants :

- Une audio-impédancemétrie dans le cadre de l'exploration de « l'oreille bouchée »
- L'ensemble des constatations faites au cours de cet examen est à reporter sur un schéma daté et signé (⇒ Réflexe à avoir en oncologie)
- Par ailleurs :
- La rhinoscopie antérieure est souvent normale dans ce contexte
- On vous rappelle les aires ganglionnaires cervicales : jugulo-carotidienne, spinale, sous-maxillaire, cervicale transverse et les parotides
- L'examen neurologique est évidemment centré sur les paires crâniennes
- La naso-fibroscopie retrouve le plus souvent la lésion.

Q6)
On vous rappelle le bilan pré-rayons :

- Consultation stomatologie
- Pour radio panoramique dentaire et clichés rétro-alvéolaires des dents malades
- Puis extraction de toute dent infectée ou siège d'une parodontolyse importante, détartrage des dents restantes, corrections des malpositions
- Et enfin <u>confection de gouttières fluorées</u> pour application quotidienne sur les dents et surtout les collets 10 min./jour dès la 1ère séance et A VIE.

Q7)
Pour ce genre de questions, ne pas hésiter à mettre des têtes de chapitre pour ne rien oublier et faire plaisir au correcteur.

DOSSIER 4

M. R., 72 ans, est adressé par son ORL avec le scanner suivant et le diagnostic histologique de cancer de l'ethmoïde.
Il présente comme antécédents :
- Insuffisant respiratoire chronique par broncho-pneumopathie obstructive post-tabagique, insuffisant cardiaque d'origine ischémique
- Insuffisant rénal modéré
- Diabétique de type 2
- Tabagisme actif à 80 paquets-année.

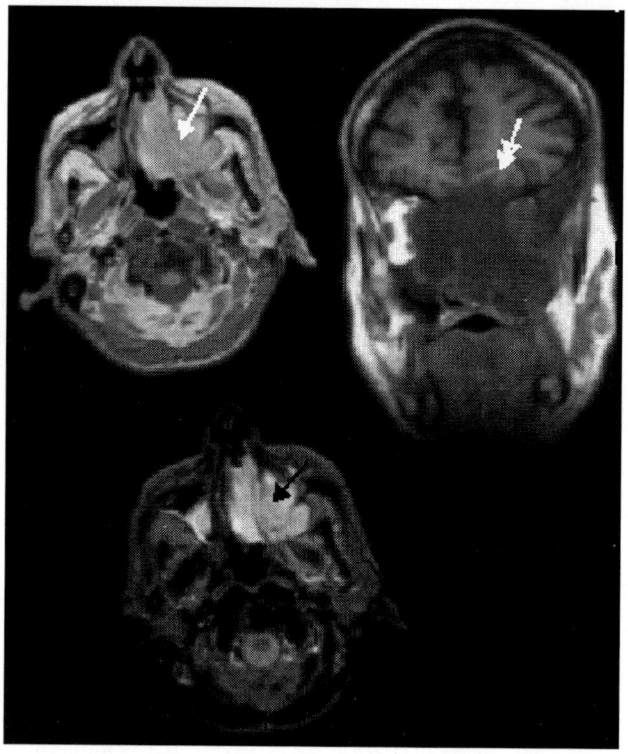

1°) Quel est le type histologique le plus fréquent des cancers de l'ethmoïde ?
2°) Quel facteur de risque anamnestique caractéristique recherchez-vous ?
3°) Quelle symptomatologie vous oriente vers ce type de pathologie ?

Au-delà de toute ressource thérapeutique curative, vous entreprenez un traitement palliatif essentiellement symptomatique.

4°) Quels sont les mécanismes d'adaptation psychologique possibles des patients en situation palliative ?
5°) Quels sont les mécanismes d'adaptation du soignant face à cette situation ?
6°) Quels sont les besoins fondamentaux des personnes en fin de vie ?
7°) Quels sont les droits des patients en fin de vie ?
8°) Quelles raisons peuvent expliquer une demande de mort par un patient en fin de vie ?
9°) Quelles sont les 3 options thérapeutiques « ne s'opposant pas au processus conduisant à la mort, tout en ne la provoquant pas de façon délibérée », qui constituent une mission pour le médecin ?

DOSSIER CANCER DE L'ETHMOIDE

1°) Quel est le type histologique le plus fréquent des cancers de l'ethmoïde ?	***10***
Adénocarcinome (10)	*10*

2°) Quel facteur de risque anamnestique caractéristique recherchez-vous ?	***5***
Ancien **travailleur du bois (5)**	*5*

3°) Quelle symptomatologie vous oriente vers ce type de pathologie ?	***11***
Ecoulement (2) muco-purulent	*2*
Sensation de **plénitude nasale (2)**	*2*
Epistaxis (2)	*2*
Douleur hémi-faciale (2)	*2*
Anosmie (2)	*2*
Signes neurologiques (1) notamment frontaux	*1*

Au-delà de toute ressource thérapeutique curative, vous entreprenez un traitement palliatif essentiellement symptomatique.

4°) Quels sont les mécanismes d'adaptation psychologique possibles des patients en situation palliative ?	***10***
Déni (2)	*2*
Déplacements (1) des affects	*1*
Rites obsessionnels (1)	*1*
Ambivalence (1)	*1*
Régression (1)	*1*
Sublimation (1)	*1*
Projection agressive (2)	*2*
Combativité (1)	*1*

5°) Quels sont les mécanismes d'adaptation du soignant face à cette situation ?	***5***
Fuite en avant (1) **Fausse Réassurance (1)** **Rationalisation (1)** **Evitement (1)** **Mensonge (1)**	***1*** ***1*** ***1*** ***1*** ***1***

6°) Quels sont les besoins fondamentaux des personnes en fin de vie ?	***20***
Les besoins de l'homme tiennent à son humanité même Ils sont constants : Les besoins de la personne malade sont **multiples et complexes (2)** Sphère **corporelle, psychoaffective, sociale (3)** Recherche de **confort (2),** bien-être **physique (2), psychique (2)** Prise en **charge globale (2)** **Information et communication (3)** Respect **intimité (2)** et sphère émotionnelle et privée Réponse aux **besoins spirituels (2)** Repérer et entendre nécessite une extrême attention et une haute considération	 ***2*** ***3*** ***2+2+2*** ***2*** ***3*** ***2*** ***2***

7°) Quels sont les droits des patients en fin de vie ?	***12***
Droit aux **soins palliatifs** et à **l'accompagnement (3)** • A **l'information (2)** • A **l'autonomie (2)** • Au **consentement dans la prise de décision (2)** • A la désignation **d'une personne de confiance (1)** • A la rédaction de directives anticipées **(NC)** • A ne pas subir d'obstination déraisonnable **(2)**	***3*** ***2*** ***2*** ***2*** ***1*** ***NC*** ***2***

8°) Quelles raisons peuvent expliquer une demande de mort par un patient en fin de vie ?	***12***
Ambivalence (3) de la personne en fin de vie Besoin d'être mieux **soulagé, compris, réconforté ou conforté dans sa dignité (2)** **Proximité de la mort (2)** Et des **angoisses profondes (2)** qu'elle génère **Peur d'être abandonné (3)** au moment de la mort	***3*** ***2*** ***2*** ***2*** ***3***

9°) Quelles sont les 3 options thérapeutiques « ne s'opposant pas au processus conduisant à la mort, tout en ne la provoquant pas de façon délibérée », qui constituent une mission pour le médecin ?	***15***
• **L'arrêt d'une thérapeutique** de suppléance vitale **(5)** • **L'abstention d'une thérapeutique** de suppléance vitale **(5)** • **La sédation visant au soulagement** de symptômes intolérables **(5)**	***5*** ***5*** ***5***

COMMENTAIRES DU DOSSIER

Il existe deux conférences de consensus de l'ANAES concernant les soins palliatifs :
Accompagnement des personnes en fin de vie et de leurs proches - janvier 2004
Modalités de prise en charge de l'adulte nécessitant des soins palliatifs - décembre 2002
Voir : Loi Leonetti du 22 avril 2005 relative aux droits des malades et à la fin de vie

DOSSIER 5

Une jeune femme de 22 ans se présente aux urgences à minuit, elle est fébrile à 39,8°C et frissonne depuis 12 h. Sa mère qui l'accompagne vous précise qu'elle est traitée pour une hyperthyroïdie depuis un mois et que tout allait très bien avant cet après-midi.

1°) Quel est votre examen clinique ?

La numération vous montre une neutropénie profonde à 100 PNN le reste de la numération et de la formule est normal.

2°) Quel examen doit être réalisé ? Que montre-t-il en cas d'agranulocytose immuno-allergique ?

3°) Quelle est votre prise en charge thérapeutique ?

4°) Quel médicament suspectez-vous d'être responsable ? Quelle est votre attitude vis-à-vis de celui-ci ?

5°) La patiente est toujours fébrile à 24 h du début de l'antibiothérapie, sans signes de mauvaise tolérance, que faites-vous ?

6°) Quelle démarche administrative devez-vous réaliser ?

7°) Selon quels critères juge-t-on de la responsabilité du médicament ?

DOSSIER AGRANULOCYTOSE

1°) Quel est votre examen clinique ?	***20***
Recherche de signes de **mauvaise tolérance (5) :**	***5***
• De la fièvre : déshydratation, hypotension, pli cutané	
• Infection :	
- Sepsis grave, **hypotension, marbrures, extrémités froides… (5)**	***5***
- Localisation menaçante cellulite, pneumopathie hypoxémiante, méningite	
<u>A visée étiologique :</u>	
• Antécédents médicaux **(2)**	***2***
• Prise médicamenteuse **(2)**	***2***
• Exposition à des toxiques **(2)**	***2***
• Altération de l'état général, asthénie, anorexie, amaigrissement **(2)**	***2***
• Syndrome tumoral : adénopathie, hépatosplénomégalie, hypertrophie gingivale **(2)**	***2***
Examen clinique complet à la recherche d'une localisation infectieuse	

La numération vous montre une neutropénie profonde à 100 polynucléaires nucléaires le reste de la numération et de la formule est normal.

2°) Quel examen doit être réalisé ? Que montre-t-il en cas d'agranulocytose immuno-allergique ?	***20***
Myélogramme (10)	***10***
• Par ponction sternale	
• **Richesse normale (5)**	***5***
• **Absence de cellules de la lignée granuleuse ou**	
• **Aspect de blocage au stade de promyélocyte (5)**	***5***
• Lignées mégacaryocytaire et érythrocytaire normales	
Permet d'éliminer les autres diagnostics devant l'absence d'envahissement et l'absence d'aplasie.	

3°) Quelle est votre prise en charge thérapeutique ?	***30***
Hospitalisation Urgence médicochirurgicale En réanimation si signes de mauvaise tolérance **Arrêt de tous les médicaments non indispensables (5) (PMZ)** Mesures **d'isolement (2),** chambre seule hygiène et asepsie stricte Sans différer le traitement : prélèvements bactériologiques (1 hémoculture à la pause du cathéter, 1 autre 30 minutes après), ECBU, radio de thorax	 ***5 PMZ*** ***2***
Traitement symptomatique : **Pose d'une voie d'abord veineuse de bon calibre pour réhydratation (3)** Rééquilibration hydro-électrolytique Si besoin en cas de signes de choc : remplissage rapide	 ***3***
Traitement étiologique : **Antibiothérapie,** par voie **parentérale,** active de **large spectre**, rapidement bactéricide soit : β-lactamines et aminosides, en l'absence de contre-indication, **adaptée secondairement** aux résultats de l'antibiogramme **(15)** On discutera l'utilisation de **facteurs de croissance** granulocytaire G-CSF **(2)** Antalgique, non antipyrétique sauf en cas de fièvre mal tolérée	 ***15*** ***2***
Surveillance de l'efficacité, de la tolérance, absence d'effets secondaires (3)	***3***

4°) Quel médicament suspectez-vous d'être responsable ? Quelle est votre attitude vis-à-vis de celui-ci ?	***12***
Cette patiente est traitée pour une hyperthyroïdie. L'un des médicaments les plus connus dans cette indication, le **carbimazole NEOMERCAZOLE® (3)** est connu pour donner des agranulocytoses médicamenteuses, la patiente aurait dû être prévenue de la possibilité de cet effet secondaire.	 ***3***
Arrêt total et définitif du médicament incriminé (3) **Port de carte précisant le nom du médicament interdit (3)** **Prise de contact avec une endocrinologue pour changement de traitement (3)**	***3*** ***3*** ***3***

5°) La patiente est toujours fébrile à 24 heures du début de l'antibiothérapie, sans signes de mauvaise tolérance, que faites-vous ?	***8***
Si documentation bactériologique, **adaptation de l'antibiothérapie (4)**	***4***
Sinon poursuite pendant 48 heures de la même antibiothérapie **Puis, si échec, élargissement du spectre (4)**	 ***4***

6°) Quelle démarche administrative devez-vous réaliser ?	**5**
Déclaration en pharmacovigilance (4) de l'effet toxique du médicament impliqué Et **prise en charge à 100 % (1)**	***4*** ***1***

7°) Selon quels critères juge-t-on de la responsabilité du médicament ?	**5**
Imputabilité intrinsèque (2,5) : • Symptomatologie • Chronologie **Imputabilité extrinsèque (2,5) :** • Bibliographie, pharmacovigilance	***2,5*** ***2,5***

COMMENTAIRES DU DOSSIER

Il existe 2 types d'agranulocytose médicamenteuse :
Type 1 immuno-allergique, indépendant de la dose, de début brutal, neutropénie isolée
Type 2 toxique, dépendant de la dose, de début insidieux, parfois associé à une anémie

Q2)
Le myélogramme est réalisé le plus souvent par ponction sternale en France, mais le standard des autres pays européens et des Américains est la ponction en crête iliaque

Q4)
Les médicaments les plus connus qui peuvent provoquer des agranulocytoses médicamenteuses :
En dehors des médicaments anti-mitotiques

Mécanisme toxique :
- Neuroleptique - chlopromazine, phénothiazine
- Anti-thyroïdien de synthèse - propylthiouracile, carbimazole
- Anti-inflammatoire - ibuprophène, indométacine, sels d'or

Mécanisme immuno-allergique :
- Antalgique - noramidopyrine
- Anticonvulsivant - phénytoïne, carbazépime, barbituriques
- Cardiovasculaire - ticlopidine, captopril, propanolol, disopyramide, quinidine

Les 2 mécanismes sont imputables :
- Antibiotique : pénicilline, céphalosporine, sulfamides
- Anti-inflammatoire : phénylbutazone

DOSSIER 6

Mme N. vous amène son petit Léo, 3 ans, car elle vient de lui découvrir une grosseur de l'abdomen, en lui donnant le bain.
L'enfant n'a pas d'antécédent particulier, son carnet de santé ne montre qu'une bronchiolite, des rhinopharyngites et 3 épisodes d'otites, sa croissance staturo-pondérale est satisfaisante.
Il a 2 sœurs de 6 et 8 ans.
L'examen clinique montre une masse abdominale volumineuse, dure et régulière.
Constantes : tension artérielle 140/80 mmHg, pouls : 112/min, température : 37,3°C.

1°) Quelle est votre attitude initiale ?

2°) Quel bilan réalisez-vous ?

3°) Que montrent les examens d'imagerie réalisés ?

Vous posez le diagnostic de néphroblastome du rein gauche.

4°) Comment faites-vous le diagnostic avant de débuter le traitement ?

5°) Quel est le traitement de cette tumeur ?

6°) Quel est l'autre nom du néphroblastome ?

7°) Quelles anomalies parfois associées recherchez-vous ?

DOSSIER NEPHROBLASTOME

1°) Quelle est votre attitude initiale ?	***5***
Transfert vers un **centre spécialisé (1)**	*1*
Examen clinique prudent (2)	*2*
Recherche d'une **hématurie** par bandelette urinaire **(1)**	*1*
Parents informés de l'urgence diagnostique et **prévenir tout traumatisme abdominal (1)**	*1*

2°) Quel bilan réalisez-vous ?	***30***
A visée diagnostique	
<u>Biologie :</u>	
Marqueurs tumoraux (2)	*2*
• **Métabolites des catécholamines urinaires (3)**	*3*
Hémogramme, bilan inflammatoire (1)	*1*
Bilan hépatique, **fonction rénale (1)**	*1*
<u>Imagerie :</u>	
• **Echographie abdominale (5)**	*5*
• **Tomodensitométrie abdominale sans et avec injection de produit de contraste (10)**	*10*
Bilan d'extension (2) :	*2*
• **Radiographie thoracique (4)** de face et de profil	*4*
• Si normale → tomodensitométrie thoracique	
• **Scintigraphie osseuse si douleur osseuse (2)**	*2*
• TDM cérébrale en cas d'histologie particulière	
• Si tumeur bilatérale : angio-IRM	

Vous posez le diagnostic de néphroblastome du rein gauche.

3°) Que montrent les examens d'imagerie réalisés ?	***22***
Echographie **(2)** :	*2*
• **Masse rétro-péritonéale (2)**	*2*
• **Intra-rénale (2)**	*2*
• Volumineuse	
• **Tissulaire (1)**	*1*
• **Hétérogène (1)** parfois kystique ou mixte	*1*
• Encapsulée	
• **Refoulant le parenchyme sain (1)**	*1*

• **Recherche d'adénopathie (1)**	*1*
• **D'anomalies du rein controlatéral (1),** du foie	*1*
Tomodensitométrie abdominale (4) sans et avec injection de produit de contraste	*4*
• **Masse tissulaire (2)** volumineuse	*2*
• Hétérogène **(1)**	*1*
• **Recherche des adénopathies (1), métastases hépatiques (1),**	*1+1*
envahissement vasculaire (1)	*1*
• **S'assure de la normalité du rein controlatéral (1)**	*1*

4°) Comment faites-vous le diagnostic avant de débuter le traitement ?	***15***
Le diagnostic repose sur l'**imagerie**	*10*
On ne pratique **pas** de ponction à l'aiguille fine pour avoir une **histologie**	*5*

5°) Quel est le traitement de cette tumeur ?	***15***
Chimiothérapie à débuter sans **histologie (5)**	*5*
Puis **chirurgicale :**	
• **Néphrectomie** large avec conservation de la surrénale si possible **(5)**	*5*
• **Exploration** peropératoire de la cavité abdominale **(1)**	*1*
• Recherche de **métastases** hépatiques, péritonéale, du rein controlatéral **(1)**	*1*
Curage des ganglions hilaires **(2)**	*2*
Chimiothérapie et radiothérapie post-opératoire éventuellement proposées en **fonction des facteurs pronostiques (1)**	*1*
Surveillance	

6°) Quel est l'autre nom du néphroblastome ?	***5***
Tumeur de **Wilms (5)**	*5*

7°) Quelles anomalies parfois associées recherchez-vous ?	***8***
Aniridie (2)	
Hypertrophie d'un membre ou d'un hémicorps (2)	*2*
Anomalies génito-urinaires ou rénale (2)	*2*
Retard mental (2)	*2*
Ces anomalies sont regroupées sous le syndrome de WAGR (Wilms tumor-Aniridia-Genitourinary anomalies-mental Retardation)	*2*

COMMENTAIRES DU DOSSIER

Q2)
Pour le dosage des métabolites, il faut demander :

- Dosage urinaire de l'acide homo-vanylique, acide vanyl-mandilique, noradrénaline, adrénaline, dopamine

Q4)
La biopsie n'est pas réalisée sauf cas particuliers : âge > 6 ans, calcification tumorale, ganglion volumineux incluant des vaisseaux, signes infectieux avec fièvre, aspect de tumeur surrénalienne, échec de la chimiothérapie.

Q7)
Le syndrome wagr est la conséquence d'une microdelétion de la région 11p13 du chromosome 11.

DOSSIER 7

Vous voyez, dans le cadre d'une consultation de PMI, Emma, 26 mois, pour le certificat des 24 mois.
En l'examinant, vous êtes frappé par l'aspect de l'enfant.
Elle est pâle, présente des ecchymoses péri-orbitaires et semble très asthénique.
L'examen du carnet de santé vous montre une stagnation pondérale depuis 3 mois.

1°) Quel diagnostic évoquez-vous ?

L'examen clinique met en évidence 3 nodules sous-cutanés abdominaux, une masse abdominale prédominante à gauche polylobée dure, et pas d'adénopathie périphériques.
A l'interrogatoire, la mère vous apprend que sa fille est, en effet, moins vive depuis quelques semaines et que ses hématomes sont apparus spontanément.

2°) Quel diagnostic suspectez-vous maintenant ? Sans justifier.

3°) Quels examens paracliniques réalisez-vous à visée diagnostique ?

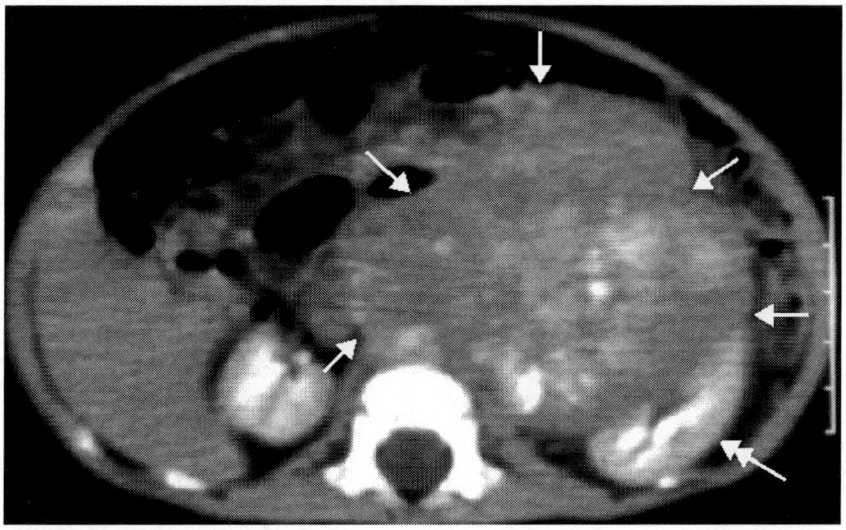

4°) Interprétez l'imagerie ci-dessus.

5°) Quel sera votre bilan d'extension ?

6°) Quels sont les principaux facteurs de mauvais pronostics de cette pathologie ?

7°) Quels sont les cancers les plus fréquents chez l'enfant ?

DOSSIER NEUROBLASTOME

1°) Quel diagnostic évoquez-vous ?	**5**
Maltraitance (5)	*5*

2°) Quel diagnostic suspectez-vous maintenant ? Sans justifier.	**12**
Neuroblastome abdominale (8)	*8*
Chez une enfant de 26 mois	
Avec métastases osseuses (4)	*4*

3°) Quels examens paracliniques réalisez-vous à visée diagnostique ?	**20**
Marqueurs biologiques :	
• **Sur urines des 24 h (1)**	*1*
• **Produits urinaires de dégradation des catécholamines acide homo-vanylique, acide vanyl-mandélique, dopamine (4)**	*4*
Imagerie :	
• **Echographie abdominale (5)**	*5*
• **Tomodensitométrie abdominale avec et sans injection de produit de contraste (6)**	*6*
Histologie :	
• **Biopsie à l'aiguille fine de la tumeur pour examen histologique (3)**	*3*
• **Ou biopsie d'un nodule sous-cutané (1)**	*1*

4°) Interprétez l'imagerie ci-dessus.	**21**
Tomodensitométrie abdominale avec injection de produit de contraste (5)	*5*
Développée aux dépends du rétro-péritoine (2)	*2*
Masse de siège extra-rénal (2)	*2*
• **Tissulaire (2)**	*2*
• **Hétérogène (2)**	*2*
• **Limites imprécises, mesurant 9 x 7 cm refoulant le rein gauche (2)**	*2*
Calcification intra-tumorale fine (2)	*2*
Dépassant la ligne médiane (2)	*2*
Englobant les gros vaisseaux rétro-péritonéaux (2)	*2*
Néphrogramme normal	

5°) Quel sera votre bilan d'extension ?	***15***
Scintigraphie **MIBG (9)** méta-iodo-benzyl-guanidine **Biopsies ostéo-médullaires (4)** multiples Biologie : **LDH (2), hémogramme**	***9*** ***4*** ***2***

6°) Quels sont les principaux facteurs de mauvais pronostics de cette pathologie ?	***6***
Age de l'enfant > 1 an (2) **Amplification de l'oncogène N-myc (2)** **Extension tumorale : métastases (2)**	***2*** ***2*** ***2***

7°) Quels sont les cancers les plus fréquents chez l'enfant ? (21)	***21***
Leucémie et lymphomes 45 % (4) **Tumeurs cérébrales 20 % (4)** **Neuroblastomes 8 % (4)** **Tumeurs des tissus mous 8 % (3)** **Néphroblastomes 7 % (3)** **Rétinoblastomes 3 % (3)**	***4*** ***4*** ***4*** ***3*** ***3*** ***3***

COMMENTAIRES DU DOSSIER

CLASSIFICATION DU NEUROBLASTOME

Stade	Description
1	Tumeur localisée, retirée en totalité et Ganglions non envahis
2A	Tumeur localisée retirée incomplètement et Ganglions non envahis
2B	Ganglions loco-régionaux homolatéraux envahis
3	Tumeur de la ligne médiane ou la dépassant quels que soient les ganglions ou Ganglions controlatéraux envahis
4	Métastases ganglionnaires à distance ou hépatiques ou ostéo-médullaires ou autres
4S	Tumeur localisée (1, 2A ou 2B) avant 1 an, métastases limitées au foie, à la moelle osseuse ou à la peau (syndrome de Pepper)

Q2)

Les métastases osseuses sont objectivées par les hématomes péri-orbitaires.

DOSSIER 8

De garde au SAMU, vous êtes appelés au domicile de M. H. âgé de 53 ans, celui-ci présente des vomissements itératifs sans effort, associés à des céphalées, une vigilance crépusculaire et une paralysie du VI droit.
Le patient est apyrétique. Sa femme vous explique que c'est le premier épisode de ce type.
Ce patient n'a pas d'antécédent médical ni chirurgical. Il ne prend pas de traitement.

1°) Quel est votre diagnostic syndromique et quelle est votre prise en charge du tableau neurologique présenté par M. H. ?
2°) Commentez l'imagerie ci-dessous.

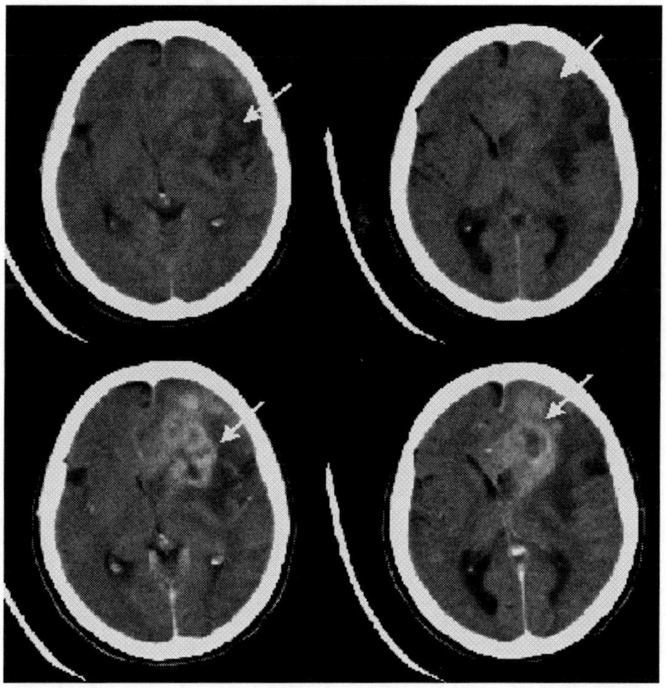

3°) Quel est le diagnostic le plus probable ?
4°) Quelles complications craignez-vous à court terme, comment se manifesteraient-elles ?
5°) Quel est le pronostic de ce patient ?
6°) Quelles sont les principales tumeurs cérébrales chez l'adulte et l'enfant ?
7°) Quelles sont les circonstances de découverte les plus fréquentes des tumeurs cérébrales ?
8°) Comment établir le diagnostic de certitude devant une tumeur cérébrale ?
9°) Vous apprenez que le patient a, dans ses antécédents, un ostéosarcome opéré en 1997, actuellement en rémission. Quel syndrome pouvez-vous suspecter ? Quel gène est impliqué et quelle est sa fonction ? Quelles sont les autres pathologies observées dans ce syndrome ?

DOSSIER GLIOBLASTOME

1°) Quel est votre diagnostic syndromique et quelle est votre prise en charge du tableau neurologique présenté par M. H ?	***20***
Hypertension intracrânienne (6)	***6***
Urgence thérapeutique (1) Pronostic vital engagé	***1***
Surélévation de la tête (1)	***1***
A jeun (1)	***1***
Corticothérapie (4) à forte dose	***4***
Si signe d'engagement, ventilation assistée et mannitol, diurèse osmotique (1) Irradiation à visée décompressive possible si aggravation de la symptomatologie	***1***
Transfert rapide vers le centre hospitalier (3)	***3***
A visée diagnostique : Réalisation d'une **imagerie cérébrale (3)**	***3***

2°) Commentez l'imagerie ci-dessus.	***15***
Tomodensitométrie cérébrale passant par les noyaux profonds et les ventricules latéraux **(1)**	***1***
Avec et sans injection de produit de contraste (1)	***1***
Lésion **tumorale frontale de l'hémisphère gauche (3)**	***3***
Infiltrante, mal limitée (1)	***1***
Hypo et isodense, **hétérogène (1)**	***1***
Œdème péri-tumoral (1)	***1***
Effet de masse (1), compression du ventricule gauche	***1***
Déviation de la ligne médiane (1)	***1***
Effacement des sillons corticaux (1) Engagement sous-factoriel possible	***1***
Prise de contraste annulaire irrégulière autour d'un foyer d'allure nécrotique (1)	***1***
Au total : **Tumeur frontale gauche** prenant le contraste, compatible avec une **tumeur primitive cérébrale** compliquée d'une **hypertension intracrânienne (3)**	***3***

3°) Quel est le diagnostic le plus probable ?	***5***
Tumeur cérébrale **primitive (1)**	***1***
• **Gliome stade IV (2)**	***2***
• **Glioblastome (2)**	***2***

4°) Quelles complications craignez-vous à court terme, comment se manifesteraient-elles ?	*15*
Engagement trans-tentoriel (3) :	*3*
• Ptôsis	
• **Mydriase homolatérale (2)**	*2*
• **Hémiplégie homolatérale ou controlatérale (1)**	*1*
• **Rigidité de décérébration (1)**	*1*
• **Aggravation des troubles de la conscience (1)**	*1*
Engagement sous-falcique (2) :	*2*
• Aggravation des troubles de la conscience	
Engagement des amygdales cérébelleuses (3) :	*3*
• **Aggravation des troubles de la conscience (1)**	*1*
• **Troubles respiratoires (1)**	*1*
• Raideur de la nuque	

5°) Quel est le pronostic de ce patient ?	*5*
Glioblastome : **médiane de survie à 9 mois (5)**	*5*
Aggravé ici par le tableau d'HTIC	

6°) Quelles sont les principales tumeurs cérébrales chez l'adulte et l'enfant ?	*15*
Chez l'adulte :	
• **Gliome (2)**	*2*
• **Méningiomes (2)**	*2*
• **Métastases cérébrales (2)**	*2*
• **Adénomes hypophysaires (2)**	*2*
Chez l'enfant :	
Sus-tentoriel :	
• **Gliome (2)**	*2*
• **Craniopharyngiome (1)**	*1*
Sous-tentoriel :	
• **Médulloblastome cérébelleux (2)**	*2*
• **Astrocytome (2)**	*2*

7°) Quelles sont les circonstances de découverte les plus fréquentes des tumeurs cérébrales ?	*10*
Déficit moteur ou sensitif ou sensoriel (3)	*3*
Crise convulsive (3)	*3*
Hypertension intracrânienne (2)	*2*
Examen d'**imagerie systématique (2)**	*2*

8°) Comment établir le diagnostic de certitude devant une tumeur cérébrale ?	***5***
Examen **histologique** par **(3)** • Biopsie **stéréotaxique (1)** ou • **Exérèse chirurgicale (1)**	*3* *1* *1*

9°) Vous apprenez que le patient a, dans ses antécédents, un ostéosarcome opéré en 1997, actuellement en rémission. Quel syndrome pouvez-vous suspecter ? Quel gène est impliqué et quelle est sa fonction ? Quelles sont les autres pathologies observées dans ce syndrome.	***10***
Syndrome de **Li-Fraumeni (4)** Mutation de **p53,** gène **suppresseur de tumeur (1)** • **Sarcome** • **Cancer du sein** • **Cancer du système nerveux central** • **Corticosurrénalome** • **Hémopathies malignes (1x5)**	*4* *1* *1x5*

COMMENTAIRES DU DOSSIER

Q1)

La paralysie du VI n'a pas, ici, de valeur localisatrice, elle est liée à l'HTIC.
Une tumeur cérébrale peut se présenter avec un tableau aigu par :

- Nécrose intra-tumorale
- Hémorragie intra-tumorale

Q3)

Les différents gliomes :

- Astrocytomes :
  Grade I : astronome pilocyclique
  Grade II : astronome fibrillaire, protoplasmique, gérontocratique
  Grade III : astronome de haut-grade, an aplasique
  Grade IV : glioblastome multiforme
- Oligodendrogliomes
- Ependymomes

DOSSIER 9

Au mois de janvier, un homme de 62 ans, avocat encore en activité, consulte pour une odynophagie, une gêne à la protraction linguale associées à une otalgie réflexe.

1°) Décrivez votre examen clinique.

Vous pratiquez des biopsies de la lésion.
Le diagnostic s'avère être un carcinome épidermoïde de l'oropharynx amygdalien gauche, associé à une adénopathie sous-digastrique homolatérale de 4 cm de diamètre.

2°) Quels examens paracliniques demandez-vous ?

Vous mettez en évidence une tumeur de 3,5 cm envahissant la mandibule, avec une adénopathie unique, celle que vous aviez notée cliniquement. Vous ne retrouvez aucune localisation secondaire.

3°) Vous décidez de traiter le patient par une radiothérapie externe sensibilisée par une chimiothérapie. Quelles mesures associez-vous au traitement ?

4°) Quelles sont les causes d'échec du traitement initial chez les patients présentant ce type de tumeur ?

5°) Quelle est la classification TNM de la lésion de ce patient ?

6°) Quels sont les critères définissant une radiothérapie ?

7°) Quelles sont les causes de dénutrition chez un patient cancéreux ?

DOSSIER CANCER DE L'OROPHARYNX

1°) Décrivez votre examen clinique.	**30**
Interrogatoire :	
• **Antécédents** personnels et familiaux **(1)**	*1*
• **Mode de vie (1)**	*1*
• **Altération de l'état général (2)** récente (asthénie, amaigrissement, anorexie)	*2*
• Facteurs de risques de néoplasie ORL : **consommation alcoolique, tabagique (3)**	*3*
• **Evaluation de la dépendance (1)**	*1*
Examen clinique :	
• Examen local :	
- Inspection de la **cavité buccale et de l'oropharynx,** avec l'aide d'un **abaisse-langue (3)**	*3*
- Examen au **miroir laryngé (1)**	*1*
- **Palpation endo et exo-buccales (3)**	*3*
- **Recherche d'adénopathie :** palpation cervicale **(3)**	*3*
• Examen régional :	
- **Naso-fibro-laryngoscopie (4)**	*4*
• Examen général :	
- Recherche de localisations secondaires :	
▪ Autres **aires ganglionnaires (1)**	*1*
▪ Examen **pulmonaire (1)**	*1*
▪ Abdominale : **hépatomégalie (1)**	*1*
▪ **Douleur osseuse** à la palpation **(1)**	*1*
▪ **Examen neurologique (1)**	*1*
- Recherche de **signes cliniques d'intoxication alcoolique chronique,** de dénutrition **(1)**	*1*
- Recherche de **pathologies liées au tabagisme, à l'alcoolisme (2)**	*2*

2°) Quels examens paracliniques demandez-vous ?	**26**
Exploration **loco-régionale** **(1)**	*1*
• **Panendoscopie (5)** des voies aéro-digestives supérieures	*5*
- Sous anesthésie générale	
- **Biopsies multiples (2)**	*2*
- Etablir un **schéma daté et signé (1)**	*1*
- Avec envoi des biopsies pour examen anatomopatholgique **(PMZ)**	*PMZ*
Extension à distance :	
Tomodensitométrie cervico-faciale sans et avec injection de produit de contraste (4)	*4*
Ou IRM cervico-faciale avec injection de Gadolinium	
Radiographie du thorax (3)	*3*
Echographie hépatique (3)	*3*

Biologie : hémogramme, ionogramme, créatininémie, calcémie, **bilan hépatique (1)**	*1*
<u>**Bilan du terrain (3) :**</u>	*3*
• **Panoramique dentaire (1)**	*1*
• **Bilan nutritionnel (1)**	*1*
• **ECG (1)**	*1*

3°) Vous décidez de traiter le patient par une radiothérapie externe sensibilisée par une chimiothérapie. Quelles mesures associez-vous au traitement ?	***15***
Mesures préventives :	
• Prévention de **l'ostéo-radionécrose de la mandibule (2)**	*2*
• **Remise en état bucco-dentaire (1)**	*1*
• Confection de gouttières **fluorées (1)**	*1*
• **Bains de bouche** antiseptique **(1)**	*1*
• Gymnastique mandibulaire	
• Utilisation d'un gel fluoré à vie	
Sevrage alcoolique (1), prévention du delirium tremens	*1*
Sevrage tabagique (1), prévention du syndrome de sevrage, aide au sevrage	*1*
Proposition de consultation spécialisée si besoin	
Traitement des lésions précancéreuses	
Renutrition, compléments hyper caloriques (3)	*3*
Mesures générales :	
• **Traitement antalgique adapté (2)**	*2*
• **Exonération du ticket modérateur (2)**	*2*
• Information, éducation du patient et de son entourage	
• **Soutien psychologique (1)**	*1*
• Information du médecin traitant **(0)**	*0*

4°) Quelles sont les causes d'échec du traitement initial chez les patients présentant ce type de tumeur ?	***9***
• 1/3 de **récidive locale (3)**	*3*
• 1/3 de **survenue d'un 2ème cancer** sur le même terrain **(3)**	*3*
• 1/3 de **métastase à distance (3)**	*3*

5°) *Quelle est la classification TNM de la tumeur de ce patient ?*	5
T4 (2) devant une tumeur de plus de 4 cm **N2a (2)** devant une adénopathie unique homolatérale entre 3 et 6 cm **M0 (1)**	*2* *2* *1*

6°) *Quels sont les critères définissant une radiothérapie ?*	15
• **Dose totale (3)** • **Etalement (3)** • **Fractionnement (3)** • **Type de rayonnement (3)** • **Energie du rayonnement (3)**	*3* *3* *3* *3* *3*

7°) *Quelles sont les causes de dénutrition chez un patient cancéreux ?*	28
Réduction de la prise alimentaire (3) :	*3*
• **Anorexie** liée au cancer **(2)**	*2*
• **Modification du goût, de l'odorat (2),** des sécrétions salivaires	*2*
• **Nausées, vomissements (2)** secondaires aux traitements spécifiques (radio-chimiothérapie) aux traitements symptomatiques (antalgiques morphiniques)	*2*
A la suite des facteurs de réduction de la prise alimentaire :	
• **Obstacle digestif (2)** (ex. : carcinose péritonéale)	*2*
• **Douleur lors de l'alimentation (2)** (mucite, mycose buccale, œsophagite post-radique)	*2*
• **Anxiété, dépression (2)**	*2*
• **Douleur anorexigène (2)**	*2*
Réduction de l'absorption digestive (3) :	*3*
• **Chirurgie digestive étendue,** gastrectomie, grêle court **(2)**	*2*
• Chimiothérapie **par l'atteinte muqueuse (2)**	*2*
• Radiothérapie, **entérite post-radique (1)**	*1*
Hyper-catabolisme (3)	*3*

DOSSIER 10

Votre confrère neurologue adresse M. J. à votre consultation d'oncologie. Il a découvert les images suivantes, en faisant le bilan d'une crise convulsive survenue la semaine auparavant chez ce patient de 62 ans sans antécédent particulier notamment carcinologique. Sa femme vous apprend qu'il présentait, avant cet épisode, des céphalées importantes et des troubles de la vigilance depuis quelques jours.

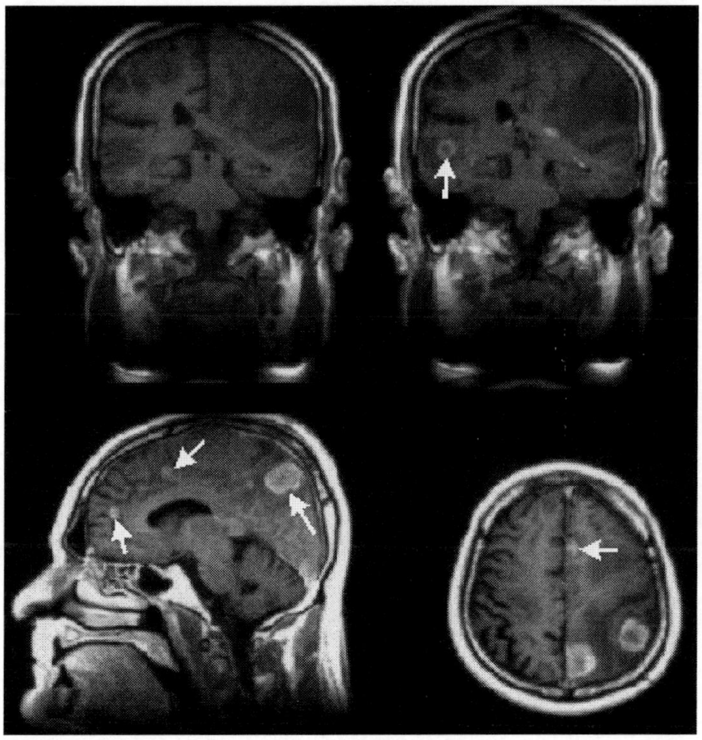

1°) Quels sont les primitifs qui se compliquent le plus souvent de métastases cérébrales ?

2°) Quel bilan paraclinique demandez-vous en l'absence d'élément clinique vous orientant vers une origine particulière ?

3°) Décrivez les symptômes qui vous auraient orientés vers une hypertension intracrânienne.

4°) Quel traitement symptomatique mettez-vous en place ?

5°) Quels sont les principaux effets secondaires d'une radiothérapie cérébrale ?

DOSSIER METASTASES CEREBRALES

1°) Quels sont les primitifs qui se compliquent le plus souvent de métastases cérébrales ?	***20***
Bronchopulmonaire (4) 30 %	***4***
Sein (4) 25 %	***4***
Digestif (4) 7 %	***4***
Rein (4) 7 %	***4***
Mélanome (4) 7 %	***4***

2°) Quel bilan paraclinique demandez-vous en l'absence d'élément clinique vous orientant vers une origine particulière ?	***25***
• Scanner thoraco-abdomino-pelvien **(5)**	***5***
• Marqueurs tumoraux **(5)**	***5***
• Histologie par biopsie stéréotaxique, en l'absence d'orientation par le reste du bilan **(15)**	***15***

3°) Décrivez les symptômes qui vous auraient orientés vers une hypertension intracrânienne.	***20***
Céphalées (4)	***4***
• A prédominance **matinale (2)**	***2***
• **Augmentée** à l'effort de **toux** et de **défécation (1)**	***1***
Nausées **vomissements (4)**	***4***
• **Sans effort (1)**	***1***
• **Avec soulagement (1)**	***1***
Œdème **papillaire (2)**	***2***
Parfois **troubles visuels (2)**	***2***
Troubles cognitifs et de la **vigilance (3)**	***3***

4°) Quel traitement symptomatique mettez-vous en place ?	***25***
Corticoïdes (13)	***13***
A visée anti-œdémateuse	
Traitement **anti-épileptique (10)**	***10***
On discutera les **diurétiques osmotiques** ou le **mannitol (2)**	***2***

5°) Quels sont les principaux effets secondaires d'une radiothérapie cérébrale ?	***10***
Aiguë : (1)	***1***
• Majoration de **l'œdème cérébral (2)**	***2***
Chroniques : (1)	***1***
• **Démence (1)**	***1***
• **Leucoencéphalite radique (2)**	***2***
• **Radionécrose (1)**	***1***
• **Troubles des apprentissages (1)**	***1***
• **Neuropathies (1)** des nerfs crâniens	***1***

COMMENTAIRES DU DOSSIER

Q2)

Il faut refaire un examen cutané de l'ensemble du tégument.

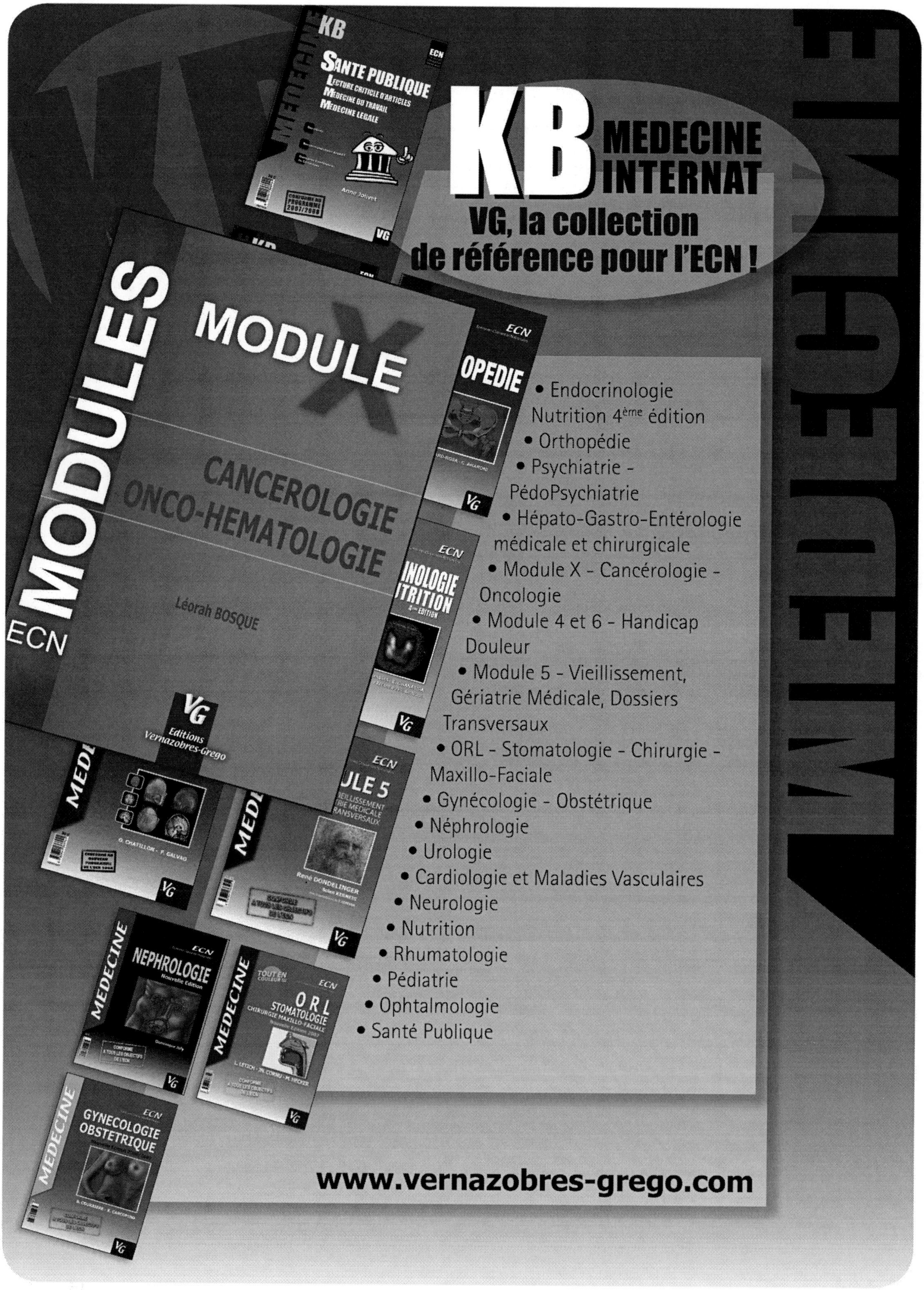
KB MEDECINE INTERNAT
VG, la collection
de référence pour l'ECN !
• Endocrinologie Nutrition 4ème édition
• Orthopédie
• Psychiatrie - PédoPsychiatrie
• Hépato-Gastro-Entérologie médicale et chirurgicale
• Module X - Cancérologie - Oncologie
• Module 4 et 6 - Handicap Douleur
• Module 5 - Vieillissement, Gériatrie Médicale, Dossiers Transversaux
• ORL - Stomatologie - Chirurgie - Maxillo-Faciale
• Gynécologie - Obstétrique
• Néphrologie
• Urologie
• Cardiologie et Maladies Vasculaires
• Neurologie
• Nutrition
• Rhumatologie
• Pédiatrie
• Ophtalmologie
• Santé Publique
www.vernazobres-grego.com
MEDECINE
MODULES
MODULE X
CANCEROLOGIE
ONCO-HEMATOLOGIE
Léorah BOSQUE
ECN
Editions Vernazobres-Grego
KB
SANTE PUBLIQUE
LECTURE CRITIQUE D'ARTICLES
MEDECINE DU TRAVAIL
MEDECINE LEGALE
NEPHROLOGIE
ORL
STOMATOLOGIE
GYNECOLOGIE OBSTETRIQUE

DOSSIER 11

Vous êtes gynécologue, installé dans un cabinet en ville, une femme de 57 ans, ménopausée depuis 5 ans vient à votre consultation car elle présente des saignements génitaux spontanés de faible abondance évoluant depuis 6 semaines. Elle ne prend aucun traitement médicamenteux et n'a jamais reçu de traitement substitutif de la ménopause.
A l'examen, vous notez de métrorragies de faible abondance, provenant de l'endocol.
Elle a eu 3 grossesses qui se sont très bien passées avec des « beaux bébés de 4,2, 4,4 et 4,8 kg ».
Elle mesure 1 m 55 pour 72 kilos, le pouls bat à 92/min, la tension artérielle est à 170/90 mmHg. Il existe une pâleur cutanéo-muqueuse modérée.

1°) Quelles étiologies évoquez-vous devant des métrorragies post-ménopausiques ?

2°) Quel examen simple réalisable au cabinet vous permettrait de poser le diagnostic de cancer du corps utérin ?

3°) Quels facteurs de risque présente cette patiente pour cette pathologie ?

4°) Quel est le type histologique le plus fréquent de cancer de l'endomètre ?

Les biopsies réalisées mettent en évidence une lésion hautement suspecte de malignité de l'endomètre.

5°) Quel bilan réalisez-vous chez cette patiente ?

6°) Quels sont les principaux facteurs pronostiques du cancer du corps utérin ?

7°) Vous diagnostiquez un stade IV A, dans quelle classification ? Quel est le pronostic ?

DOSSIER CANCER DE L'ENDOMETRE

1°) Quelles étiologies évoquez-vous devant des métrorragies post-ménopausiques ?	***15***
Causes organiques : • Cancer de **l'endomètre,** du **col** de l'utérus, du **vagin,** de la **vulve,** de **l'ovaire** (6) • **Polype cervical (2)** possiblement sentinelle • **Ulcération (1)** traumatique (prolapsus) • **Fibromes (1)** intra-cavitaires • **Polypes muqueux (1)** Causes **fonctionnelles (1) :** • **Atrophie endométriale** par carence œstrogénique **(2)** • **Hyperplasie** par hyperœstrogénie relative **(1)** • Vaginite atrophique • Iatrogénie, traitement hormonal substitutif mal équilibré, anticoagulants	***6*** ***2*** ***1*** ***1*** ***1*** ***1*** ***2*** ***1***

2°) Quel examen simple réalisable au cabinet vous permettrait de poser le diagnostic de cancer du corps utérin ?	***10***
Biopsie utérine (6) • A l'aveugle ou mieux après écho-endoscopie • Le résultat n'a de valeur **que positif (4)** Envoi des pièces pour **examen anatomopathologique (PMZ)**	***6*** ***4*** ***PMZ***

3°) Quels facteurs de risque présente cette patiente pour cette pathologie ?	***10***
Age **HTA** Probable **diabète de type 2** **Surpoids BMI à 30**	***3*** ***1*** ***3*** ***3***

4°) Quel est le type histologique le plus fréquent de cancer de l'endomètre ?	***10***
Adénocarcinome (10)	***10***

Les biopsies réalisées mettent en évidence une lésion hautement suspecte de malignité de l'endomètre.

5°) Quel bilan réalisez-vous chez cette patiente ?	***40***
Bilan **extension : (2)**	*2*
Examen clinique (1)	*1*
• Extension au col, aux **paramètres (2)**	*2*
• **Mobilité utérine (1)**	*1*
• **Touchers pelviens (3)**	*3*
Une **hystéroscopie : (5)**	*5*
• Montre l'extension en surface **(2)**	*2*
• Guide les biopsies **(2)**	*2*
Tomodensitométrie abdomino-pelvienne ou mieux une **IRM (10)**	*10*
Frottis cervical (2) Mammographie	*2*
Dosage **Ca125 (2)**	*2*
Bilan **pré-thérapeutique : (1)**	*1*
• Radio de **thorax (2)**	*2*
• Bilan **pré-opératoire (1)**	*1*
• Bilan **diabète (1)**	*1*
• Bilan **HTA (1)**	*1*
• Bilan **anémie (1)**	*1*
On élimine une **tumeur mammaire et colique (1)**	*1*

6°) Quels sont les principaux facteurs pronostiques du cancer du corps utérin ?	***10***
Tumeur **indifférenciée (1)**	*1*
Extension vers le **col (1)**	*1*
Extension vers le **myomètre (2)**	*2*
Atteinte **ganglionnaire** notamment pelvien **(2)**	*2*
Atteinte **péritonéale (1)**	*1*
Atteinte **ovarienne**	
Positivité de la **cytologie péritonéale (1)**	*1*
Stade dans la classification de **FIGO (2)**	*2*

7°) *Vous diagnostiquez un stade IV A, dans quelle classification ? Quel est le pronostic ?*	**5**
Dans la classification de FIGO **(3)** Envahissement des organes de voisinages ou à distance : de la vessie ou de la muqueuse rectale.	***3***
Taux de survie à 5 ans < 10 % **(2)**	***2***

COMMENTAIRES DU DOSSIER

Q1)

Ici on ne suspecte pas le THS, mais dans cette question généraliste, il est à évoquer de principe.

Q2)

Le diabète gestationnel doit être évoqué devant la macrosomie fœtale.

Q7)

CLASSIFICATION FIGO DES CANCERS DU COL :

FIGO	Description	TNM
0	**Cancer In Situ**	**Tis**
I	**Limitée au corps utérin :**	**T1**
IA	Limité à l'endomètre	**T1a**
IB	Envahissement < 50 % du myomètre	T1b
IC	Envahissement > 50 % du myomètre	T1c
II	**Atteinte du col de l'utérus :**	**T2**
IIA	Atteinte de l'épithélium endo-cervical	T2a
IIB	Atteinte du stroma cervical	T2b
III	**Atteinte pelvienne :**	**T3**
IIIA	Péritoine pelvien, annexes, cytologie d'ascite positive	T3a
IIIB	Vagin (par métastases ou extension directe)	T3b
IIIC	Ganglions pelviens ou latéro-aortiques	N1
IV	**Atteinte à distance :**	**T4**
IVA	Extension à la vessie ou au rectum	T4a
IVB	Métastases à distance, ganglions intra-abdominaux, inguinaux	M1

Les stades 0 et 1 sont toujours classifiés en post-opératoire.

DOSSIER 12

Mme D., 45 ans, vient consulter pour métrorragie et dyspareunie, elle rapporte des épisodes de saignements lors des rapports sexuels.
Elle est aide-soignante, divorcée, a 2 enfants, de 28 et 25 ans.
Elle présente comme seul antécédent des écoulements malodorants vaginaux « qui sont passés avec des comprimés » il y a 6 et 11 ans.
Par ailleurs, elle présente un tabagisme actif à 30 PA et ne prend pas de traitement hormis une contraception œstroprogestative.

1°) Quelles sont vos hypothèses diagnostiques ?
2°) Quel bilan clinique et paraclinique réalisez-vous ? En première intention ? Une fois le diagnostic de cancer établi ?
3°) Quels sont les types histologiques de cancer du col de l'utérus ?
4°) Quels facteurs de risque de cancer du col de l'utérus présente cette patiente ?
5°) Un agent infectieux est associé au cancer du col de l'utérus, lequel ? Citez 2 sous-types à haut risque.

Vous faites le diagnostic de carcinome épidermoïde de 3 cm de diamètre limité au col.

6°) Quelle est la classification la plus utilisée dans le cancer du col de l'utérus et à quel stade en est cette patiente ?
7°) Quelles sont les thérapeutiques à notre disposition pour traiter un cancer du col de l'utérus ?
8°) Décrivez la technique chirurgicale la plus couramment employée et donnez-en le nom.

DOSSIER CANCER DU COL DE L'UTERUS

1°) Quelles sont vos hypothèses diagnostiques ?	***10***
• Infectieuse : **cervicite, endométrite, salpingite (2)**	***2***
• **Ectropion (2)**	***2***
• **Lésions cervico-vaginales post-coïtales (1)**	***1***
• **Cancer du col de l'utérus (5)**	***5***

2°) Quel bilan clinique et paraclinique réalisez-vous ? En première intention ? Une fois le diagnostic de cancer établi ?	***30***
<u>Interrogatoire :</u>	
• **Multiplicité des partenaires** sexuels **(1)**	***1***
• Usage systématique du préservatif	
• **Date des dernières règles (2)**	***2***
• Qualité du **suivi gynécologique,** date et résultat du dernier **frottis cervico-vaginal (2)**	***2***
<u>Examen clinique :</u>	
Général :	
• Signes d'anémie	
• Signes sympathiques de grossesse	
• **Examen de l'abdomen** (foie, ascite, masse papable), des aires ganglionnaires **(1)**	***1***
Examen gynécologique :	
• **Examen du col au spéculum, taille, mobilité, extension (3)** vaginale	***3***
• **Toucher vaginal (2)**	***2***
Schéma daté et signé (1)	***1***
• **Examen des seins** systématique **(1)**	***1***
<u>Examens paraclinques :</u>	
Biologie : hémogramme, groupe ABO, Rh, RAI, hémostase	
Biopsie du col si lésion visible, envoi en anatomopathologie (1)	***1***
Bilan infectieux :	
• Recherche des **autres infections sexuellement transmissibles (2)**	***2***
• Prélèvements du col et du vagin à visée bactériologique et cytologique	
• Sérologie HIV (avec accord du patient), VHB, VHC, chlamydiæ	
Dosage β-HCG pour éliminer une grossesse **(1)**	***1***
Echographie endovaginale	
<u>Quand le diagnostic est affirmé :</u>	
Bilan d'extension (2)	***2***
Clinique :	
• Etat général de la patiente	***3***

• **Toucher vaginal et rectal sous anesthésie générale (3)** Paraclinique : Dosage **SCC (squamous cell carcinoma antigen)** **(1)** Bilan pré-opératoire : • **Bilan hépatique et rénal,** calcémie **(1)** • **Radiographie du thorax (1)** • **IRM abdomino-pelvienne (5)** • Rectoscopie, cystoscopie si suspicion d'envahissement.	*1* *1* *1* *5*

3°) Quels sont les types histologiques de cancer du col de l'utérus ?	***6***
• **Carcinome épidermoïde** 80 % **(3)** • **Adénocarcinome** 15 % **(3)**	*3* *3*

4°) Quels facteurs de risque de cancer du col de l'utérus présente cette patiente ?	***10***
• **Tabagisme (3)** • **Rapports sexuels précoces** (< 17 ans) **(3)** • Suspicion **d'antécédents de maladie sexuellement transmissible (3)** • **Bas niveau socio-économique (1)** • La contraception orale est un facteur de risque discuté	*3* *3* *3* *1*

5°) Un agent infectieux est associé au cancer du col de l'utérus, lequel ? Citez 2 sous-types à haut risque.	***12***
HPV human papillomavirus (10) **Sous-types à haut risque :** 16, 18, 31, 33, 35, 39, 45, 51, 52, 56, 58, 59, 68, 73, 82 **(2)**	*10* *2*

Vous faites le diagnostic de carcinome épidermoïde de 3 cm de diamètre limité au col.

6°) Quelle est la classification la plus utilisée dans le cancer du col de l'utérus et à quel stade en est cette patiente ?	***15***
Classification FIGO (fédération internationale de gynécologie obstétrique) **(10)** **Stade I B1 (5)**	*10* *5*

7°) Quelles sont les thérapeutiques à notre disposition pour traiter un cancer du col de l'utérus ?	***10***
Cancer in situ : destruction au laser, cryodestruction, conisation **(1)** Cancer invasif : • **Chirurgie (3)** • **Radiothérapie externe (2)** • **Curiethérapie (2)** • **Chimiothérapie (2)** • Association **radio-chirurgicale (0)** • Association **radio-chimiothérapie (0)**	*1* *3* *2* *2* *2* *0* *0*

8°) Décrivez la technique chirurgicale la plus couramment employée et donnez-en le nom.	***7***
Colpohystérectomie élargie avec **lymphadénectomie** pelvienne **(5)** ou intervention de **Wertheim (2)**	*5* *2*

COMMENTAIRES DU DOSSIER

CLASSIFICATION FIGO DU COL

Stade	CLASSIFICATION FIGO : Description
0	**Lésion précancéreuse, CIS**
I	**Limitée au col :**
IA	**Carcinome micro-invasif :**
IA1	Infiltration du conjonctif < 3 mm de profondeur, < 7 mm de large
IA2	Infiltration du conjonctif 3-5 mm de profondeur, < 7 mm de large
IB	**Visible ou palpable :**
IB1	Diamètre < 4 cm
IB2	Diamètre > 4 cm
II	**2/3 supérieurs du vagin, sans atteinte de la paroi pelvienne :**
IIA	Extension vaginale sans atteinte du paramètre
IIB	Extension vaginale avec atteinte d'au moins au paramètre
III	**1/3 inférieur du vagin, région pelvienne, hydronéphrose :**
IIIA	Extension au 1/3 inférieur du vagin sans atteinte de la paroi
IIIB	Extension à la paroi et/ou hydronéphrose ou rein muet
IV	**Atteinte à distance :**
IVA	Extension à la vessie ou au rectum
IVB	Métastases à distance

DOSSIER 13

M. X., 63 ans, consulte aux urgences pour des douleurs abdominales. Dans ses antécédents, on trouve : une colopathie fonctionnelle (en « poussée » actuellement selon lui), une lithiase vésiculaire asymptomatique (découverte au décours du bilan réalisé dans le cadre de la colopathie) et une hypertension artérielle.
Interrogatoire :
Douleur épigastrique ayant débuté il y a quelques heures, intense, associée à 2 épisodes de vomissements alimentaires.
Examen : abdomen légèrement distendu, palpation épigastrique très douloureuse sans défense avec un hypochondre droit sensible, rares bruits hydro-aériques.
Le reste de l'examen est sans particularité.

1°) a) Quel diagnostic pouvez-vous légitimement évoquer ?
b) Quel en est le traitement immédiat ?

Votre traitement améliore le patient, qui ne souhaite pas de toute façon rester à l'hôpital et qui rentre chez lui 3 heures après son admission avec une ordonnance de vos médicaments ; malheureusement cette « lune de miel » est de courte durée puisqu'il revient le lendemain, se plaignant d'une aggravation de ses symptômes...
A l'examen : abdomen plus distendu que la veille encore, diffusément douloureux ; les bruits hydro-aériques sont très rares ; il n'a pas eu de gaz ni de selles depuis la veille et dit ne plus vomir que de la bile.
Vous demandez un cliché radiologique de l'abdomen qui montre des niveaux hydro-aériques périphériques, hauts et de grande taille.

2°) Quel est maintenant votre diagnostic ?
3°) Quel examen complémentaire est susceptible de vous aider à ce stade ? Qu'en attendez-vous dans les grandes lignes ?
4°) Cet examen confirme votre diagnostic et retrouve par ailleurs une paroi sigmoïdienne épaissie, irrégulière, vasculaire, ainsi que de multiples nodules hépatiques. Quel est à présent votre diagnostic ?
5°) Comment traitez-vous ce patient dans l'immédiat ?
6°) Réalisez-vous un bilan complémentaire ? Si oui, lequel ? Sinon, pourquoi ?
7°) Le patient vous demande quelle est la suite du projet thérapeutique.

DOSSIER CANCER DU COLON

1°) a) Quel diagnostic pouvez-vous légitimement évoquer ?	***5***
b) Quel en est le traitement immédiat ?	***5***
a) On évoque une crise de **colique hépatique (5)**	***5***
b) Traitement réalisé aux urgences sans délai **Perfusion (1)** avec **antalgiques (1), anti-spasmodiques (1)** et **anti-émétiques (1)** en intraveineux	***1+1+1 +1***
Réhydratation si besoin	
Surveillance (1) hospitalière de quelques heures jusqu'à sédation des douleurs	***1***

2°) Quel est maintenant votre diagnostic ?	***5***
Occlusion intestinale aiguë (1)	***1***
Du côlon (2)	***2***
Par obstruction (2)	***2***

3°) Quel examen complémentaire est susceptible de vous aider à ce stade ? Qu'en attendez-vous dans les grandes lignes ?	***10***
Scanner abdomino-pelvien (5), sans et avec injection de produit de contraste iodé, participe :	***5***
• Au **diagnostic positif (1)** d'occlusion = distension colique	***1***
• Au **diagnostic topographique (1)** = recherche d'une zone transitionnelle (ou syndrome de jonction)	***1***
• Au **diagnostic de gravité (2)** = colectasie majeure, absence de rehaussement des parois coliques, pneumopéritoine	***2***
-Au **diagnostic étiologique (1)** = identification de la lésion responsable	***1***

4°) Cet examen confirme votre diagnostic et retrouve par ailleurs une paroi sigmoïdienne épaissie, irrégulière, vasculaire, ainsi que de multiples nodules hépatiques. Quel est à présent votre diagnostic ?	***15***
Cancer du sigmoïde (5) **Compliqué d'occlusion (5)** **Avec métastases hépatiques (5)**	***5*** ***5*** ***5***

5°) Comment traitez-vous ce patient dans l'immédiat ?	***20***
Hospitalisation en urgence (2), laisser à jeun (3), prévenir le bloc et l'anesthésiste Perfusion avec antalgiques et anti-émétiques en intraveineux **Sonde naso-gastrique en aspiration douce (5)** Traitement **chirurgical (3) = colostomie (5)** de proche amont par voie élective **Surveillance (2)** post-opératoire	***2+3*** ***5*** ***3+5*** ***2***

6°) Réalisez-vous un bilan complémentaire ? Si oui, lequel ? Sinon, pourquoi ?	***12***
Oui (5) Il faut réaliser un **bilan d'extension (2)** complet de la maladie : • **Echographie abdominale (3)** • **Radio et scanner thoraciques (2)** • Bilan biologique : NFS-plaquettes, VS, CRP, bilan hépatique complet, bilan phospho-calcique, ACE de référence.	***5*** ***2*** ***3*** ***2***

7°) Le patient vous demande quelle est la suite du projet thérapeutique.	***28***
Reprise chirurgicale (3) entre 1 et 3 semaines après l'épisode aigu Après re-nutrition et préparation colique Laparotomie, **exploration (2), bilan des lésions (3), biopsie d'un nodule hépatique (2)** et de toute autre lésion suspecte Après ligature 1ère des vaisseaux = **colectomie segmentaire (5)** (= sigmoïdectomie ici) emportant la lésion, en bloc avec le méso et les ganglions Rétablissement immédiat de la continuité Fermeture pariétale Mise en place d'une **chambre implantable (3)** en vue de la chimiothérapie Envoi en **anatomopathologie (5)** de toutes les pièces opératoires 3 à 4 semaines après l'opération = re-convoquer le patient pour débuter une **chimiothérapie (5)** palliative.	***3*** ***2+3*** ***2*** ***5*** ***3*** ***5*** ***5***

COMMENTAIRES DU DOSSIER

Q4)
L'aspect scannographique décrit pour le côlon n'est pas univoque et peut parfaitement correspondre à des lésions de sigmoïdite diverticulaire sténosante ; ce sont les multiples nodules du foie qui permettent de trancher !

Q7)
Un cancer colo-rectal métastatique n'est pas une indication à un traitement chirurgical si celui-ci n'est pas réalisé dans un but curatif (de la tumeur et des métas donc...) ; l'exception est représentée par le cancer compliqué. En l'occurrence, il s'agit d'un patient jeune qui peut attendre de la chimiothérapie une survie de quelques années ; il est donc préférable chez lui de réséquer la tumeur afin de rétablir la continuité digestive et de lui épargner la « poche » = amélioration de la qualité de vie qui fait partie intégrante du traitement d'un cancer métastatique, faut-il le rappeler… La stratégie n'aurait peut-être pas été la même chez un sujet âgé en mauvais état général et à l'espérance de vie réduite (= traitement minimaliste préféré dans ces cas-là).

DOSSIER 14

Mme K., 49 ans, vous consulte pour une lésion anale. Celle-ci est apparue il y a maintenant plusieurs semaines (c'est son ami qui lui a fait remarquer) et lui fait un peu mal. A l'examen, vous découvrez ainsi une ulcération superficielle située à 3 heures en position *genu-pectorale*.

1°) Quel(s) élément(s) vous interpelle(nt) dans cette observation ?

2°) Quelles sont les autres atypies à rechercher dans ce contexte ?

3°) Quel diagnostic précis évoquez-vous ?

4°) Comment le confirmez-vous ?

5°) Quels sont les facteurs de risque de cette maladie ?

6°) Quel bilan réalisez-vous ?

7°) Quel traitement envisagez-vous ?

DOSSIER CANCER DE LA MARGE ANALE

1°) Quel(s) élément(s) vous interpelle(nt) dans cette observation ?	**10**
Le caractère <u>**PEU**</u> **douloureux (5)** Et la **position** <u>**latérale (5)**</u> Sont très inhabituels pour une fissure anale idiopathique (qui est le diagnostic de loin le plus fréquent devant une ulcération anale)	**5** **5**

2°) Quelles sont les autres atypies à rechercher dans ce contexte ?	**10**
Une atypie clinique de la fissure elle-même = **aspect inhabituel (3),** en relief, **induration (2)** à la palpation… La présence **d'adénopathie(s) inguinale(s) (5)** uni- ou bilatérale(s)	**3** **2** **5**

3°) Quel diagnostic précis évoquez-vous ?	**15**
Carcinome (5) **Epidermoïde (5)** De la **marge anale (5)**	**5** **5** **5**

4°) Comment le confirmez-vous ?	**10**
Biopsie (5) lésionnelle sous anesthésie locale, avec examen **anatomopathologie (5)** Ou examen de la pièce opératoire en cas de fissurectomie réalisée sous anesthésie générale ou rachidienne	**5+5**

5°) Quels sont les facteurs de risque de cette maladie ?	**20**
Immunodépression **(5)** Infection par le **VIH (5)** Antécédents de **maladies sexuellement transmissibles (5)** en général et de MST anales en particulier = les **condylomes (5)** acuminés (lésions liées au HPV) sont particulièrement concernés puisqu'il s'agit de lésion précancéreuse	**5** **5** **5** **5**

6°) Quel bilan réalisez-vous ?	**20**
Bilan d'extension : (1)	*1*
-Loco-régionale (1) :	*1*
• **Examen sous anesthésie générale (3)** avec touchers pelviens, anuscopie, biopsie lésionnelle si pas déjà faite	*3*
• +/- Recto-sigmoïdoscopie (voire coloscopie totale) dans le même temps pour éliminer une lésion associée du canal anal ou du reste du recto-côlon	
• +/- Ponction-biopsie d'un éventuel ganglion inguinal suspect	
• **Echographie endo-rectale systématique (3)** (IRM si sténose infranchissable)	*3*
-A distance (1) :	*1*
• **Echographie abdominale (3)**	*3*
• **Radio thoracique (3)**	*3*
• **TDM abdomino-pelvienne (3)**	*3*
• Dosage du SCC (*squamous cell carcinoma*)	
• Frottis du col	
Bilan du terrain :	*1*
-Recherche de MST (1) :	
• Sérologie VIH, après accord verbal de la patiente	
• Sérologie syphilis, VHB, voire VHC	
• Prélèvements multiples avec mises en culture et recherche de *gonocoque*, *chlamydia...*	*1*
-Bilan immunitaire (1) :	
• NFS-plaquettes +/- phénotypage des lymphocytes	
• Electrophorèse des protides	

7°) Quel traitement envisagez-vous ?	**15**
Lésion < 5 cm = chimio-**radiothérapie (5)** ou **chirurgie (3)** + radiothérapie	*5+3*
Lésion > 5 cm ou envahissement d'un organe de voisinage = radiothérapie puis **chimiothérapie (2)** (+/- chirurgie de rattrapage si inefficace)	*2*
Par ailleurs, N-0 = > **radiothérapie inguinale (3)**	*3*
N+ = > **curage ganglionnaire (2)** puis radiothérapie inguinale	*2*
Les points ne seront accordés que s'ils correspondent aux indications bien sûr.	

COMMENTAIRES DU DOSSIER

Q1)
Les fissures anales idiopathiques sont classiquement très douloureuses ; leur localisation la plus fréquente est le pôle postérieur, parfois le pôle antérieur (surtout chez la femme) plus rarement bipolaire.
Attention piège : le caractère chronique de la lésion n'est absolument pas un critère inhabituel d'une fissure anale (au moins 1/3 d'entre-elles se chronicisent).

Q3)
Toutes les atypies sus-citées, qu'elles soient isolées ou associées, doivent attirer l'attention et faire rechercher, outre le cancer, une maladie sexuellement transmissible ou une localisation ano-périnéale d'une maladie de Crohn (il existe bien d'autres diagnostics encore de fissures dites secondaires, mais nous vous citons ici les plus fréquents et qui correspondent bien sûr aux plus tombables).

Q7)
Ce dossier vous donne une idée générale de ce qu'est le cancer de la marge anale ; si cette question tombe à l'ENC, il paraît très peu probable qu'on vous en demande beaucoup plus ; la fissure anale nous semble être une porte d'entrée toute trouvée dans la maladie.
Pour être complet, sachez qu'il y a un cas de figure un peu différent qui est le cancer du canal anal :

- Symptomatologie peu spécifique (douleur, prurit, sensation de « gêne » anale, rectorragies parfois...). A l'origine d'un retard diagnostique fréquent
- Mêmes facteurs de risque
- Même bilan clinique et paraclinique
- Traitement :
  - Radiothérapie +++
  - Chimiothérapie souvent associée
  - Chirurgie (amputation abdomino-périnéale) seulement si lésion très étendue

Globalement, sur les traitements (qu'il s'agisse du canal ou de la marge), il faut retenir qu'ils sont de moins en moins chirurgicaux et que la radiothérapie en est la clé de voûte ; c'est donc elle qu'on attend que vous citiez avant tout !

Le traitement préventif pourrait également faire l'objet d'une question facile (cf. prévention des MST et surveillance et traitement des lésions précancéreuses chez les sujets à risque).

DOSSIER 15

M. F., 57 ans, vient consulter pour une douleur au thorax, associée à un essoufflement majeur. Ces troubles durent depuis plusieurs semaines et vont croissant. Il rapporte également la survenue d'une toux concomitante ; dans ses antécédents, on retrouve une opération des hémorroïdes il y a plus de 15 ans, une thyroïdite dont on lui aurait dit qu'elle était virale il y a quelques années et un accident de la voie publique sans gravité l'année dernière (traumatisme crânien sans perte de connaissance surveillé 24 heures à l'hôpital).

Mode de vie : tabac sevré (environ 15 paquets-année), alcool occasionnel, marié, 3 enfants, travaille dans la fabrication de matériaux d'isolation.

Votre examen retrouve un patient en bon état général, dont l'hémodynamique est correcte. Les douleurs thoraciques siègent à droite, ne sont pas accentuées par la palpation ; silence auscultatoire du champ pulmonaire droit sur plus de la moitié de sa hauteur, abolition des vibrations vocales et syndrome de matité complètent le tableau. Le reste de l'examen est sans particularité.
Une radio de thorax confirme une pleurésie droite abondante.

1°) Quel est le 1er geste à réaliser à visée diagnostique ?

2°) Le liquide pleural est séro-hématique, riche en protides ; quels sont les axes étiologiques à évoquer devant un exsudat pleural ?

3°) Quel diagnostic particulier suspectez-vous ici ? Pourquoi ?

4°) On demande un scanner thoracique pour aider au diagnostic.
   a) Que faut-il faire avant sa réalisation ?
   b) Que recherchez-vous sur les clichés ?

5°) Le scanner est très en faveur de votre diagnostic ; vous parvenez ensuite à obtenir une confirmation histologique de la maladie de manière peu invasive (non chirurgicale) ; on vous répond de plus qu'il s'agit d'une forme épithéliale. Quel est le diagnostic différentiel histologique ?

6°) Qui, à qui et avec quels documents fait la déclaration en maladie professionnelle ?

7°) Quels sont les bénéfices attendus de cette déclaration en maladie professionnelle ?

Le patient revient vous voir une semaine plus tard, son épanchement pleural a déjà récidivé ; il est très gêné. Vous l'hospitalisez donc et le ponctionnez en vue d'un traitement chirurgical palliatif imminent. La radio thoracique pratiquée le lendemain de la ponction montre l'absence de liquide pleural avec un poumon mal recollé à la paroi.

8°) Que pensez-vous de l'indication chirurgicale ?

DOSSIER MESOTHELIUM PLEURAL

1°) Quel est le 1er geste à réaliser à visée diagnostique ?	***5***
Ponction pleurale : (5) • En pleine matité • Après anesthésie locale • En passant au bord supérieur de la côte inférieure • Geste explorateur réalisé en consultation et évacuation de la plèvre si la tolérance est très mauvaise • Envoi des prélèvements en anatomopathologie, bactériologie, biochimie	***5***

2°) Le liquide pleural est séro-hématique, riche en protides. Quels sont les axes étiologiques à évoquer devant un exsudat pleural ?	***18***
Pleurésie **néoplasique (5) :**	***5***
• **Métastases (1), mésothéliome (1),** envahissement pleural d'un **cancer**	***1+1***
bronchopulmonaire (1) primitif…	***1***
Pleurésie **infectieuse (2) :**	***2***
• Virale, bactérienne, tuberculeuse…	
Embolie pulmonaire (2)	***2***
Maladie de système (2) : lupus, polyarthrite rhumatoïde…	***2***
Pancréatite (2)	***2***
Idiopathique (2)	***2***

3°) Quel diagnostic particulier suspectez-vous ici ? Pourquoi ?	***13***
On suspecte un **mésothéliome (3) pleural (1) malin (1),** car :	***3+1+1***
• Epanchement **abondant (2)** et **douloureux (2)**	***2+2***
• Liquide **séro-hématique (2)** (et riche en protides bien sûr)	***2***
• **Exposition probable à l'amiante (2)**	***2***

4°) On demande un scanner thoracique pour aider au diagnostic. ***a) Que faut-il faire avant sa réalisation ?*** ***b) Que recherchez-vous sur les clichés ?***	***4*** ***14***
a) Il faut réaliser une **ponction évacuatrice (4)** de l'épanchement avant le scanner pour augmenter sa sensibilité et sa spécificité	***4***
b) On recherche :	
Des **signes en faveur d'un mésothéliome (2) :**	***2***
• **Epaississement (2)** diffus de la plèvre pariétale	***2***
• **Nodules pleuraux (2)**	***2***
Des signes **d'extension de la maladie (2) :** atteinte de la plèvre pulmonaire, diaphragmatique, adénopathies médiastinales, atteinte péricardique…	***2***
Des **signes d'exposition à l'amiante (2) :**	***2***
• **Plaques pleurales +/- calcifiées (2)**	***2***
• **Atteinte parenchymateuse (2)** (interstitielle)	***2***
De principe des signes en faveur d'une autre cause à la pleurésie.	

5°) Le scanner est très en faveur de votre diagnostic ; vous parvenez ensuite à obtenir une confirmation histologique de la maladie de manière peu invasive (non chirurgicale) ; on vous répond de plus qu'il s'agit d'une forme épithéliale. Quel est le diagnostic différentiel histologique ?	***6***
Métastase (2) pleurale (2) d'un adénocarcinome (2)	***2+2+2***

6°) Qui, à qui et avec quels documents fait la déclaration en maladie professionnelle ?	***20***
Qui = le **patient (5)**	***5***
A qui = à sa **caisse d'assurance maladie (5)**	***5***
Avec quels documents = **attestation de salaire (5)** fournie par l'employeur +	***5***
certificat médical (5) qui doit préciser : • Le diagnostic • La date de la 1ère constatation • L'exposition professionnelle incriminée	***5***

7°) Quels sont les bénéfices attendus de cette déclaration en maladie professionnelle ?	***15***
Prise en charge à 100 % (5) des soins	***5***
L'attribution d'un **taux d'incapacité permanente partielle (5)** en cas de séquelles (qui permet de toucher une rente ou un capital)	***5***
Une **cessation anticipée d'activité (5)** (valable seulement pour les maladies malignes et parenchymateuses liées à l'amiante ! pas pour une pleurésie asbestosique simple).	***5***

8°) Le patient revient vous voir une semaine plus tard, son épanchement pleural a déjà récidivé ; il est très gêné. Vous l'hospitalisez donc et le ponctionnez en vue d'un traitement chirurgical palliatif imminent ; la radio thoracique pratiquée le lendemain de la ponction montre l'absence de liquide pleural avec un poumon mal recollé à la paroi. Que pensez-vous de l'indication chirurgicale ?	***5***
L'indication chirurgicale est **à reporter (5)** dans ce contexte En effet, le traitement chirurgical palliatif du mésothéliome est une thoracoscopie homo-latérale associée à une symphyse pleurale par talcage, dont le but est de prévenir la récidive des épanchements… Seulement la non ré-expansion pulmonaire est prédictive d'échec du talcage. Il faut donc réaliser idéalement un drainage pleural aspiratif pour essayer de recoller le poumon à la paroi, avant d'envisager un talcage (si ce drainage est déjà en place, il faut le maintenir et attendre 24 ou 48 heures que le poumon se ré-expande...).	***5***

COMMENTAIRES DU DOSSIER

Q3)
Le diagnostic différentiel se pose principalement avec une pleurésie asbestosique bénigne en fait.

Q5)
Le diagnostic différentiel histologique est difficile ; il faut s'aider de l'immunohistochimie.

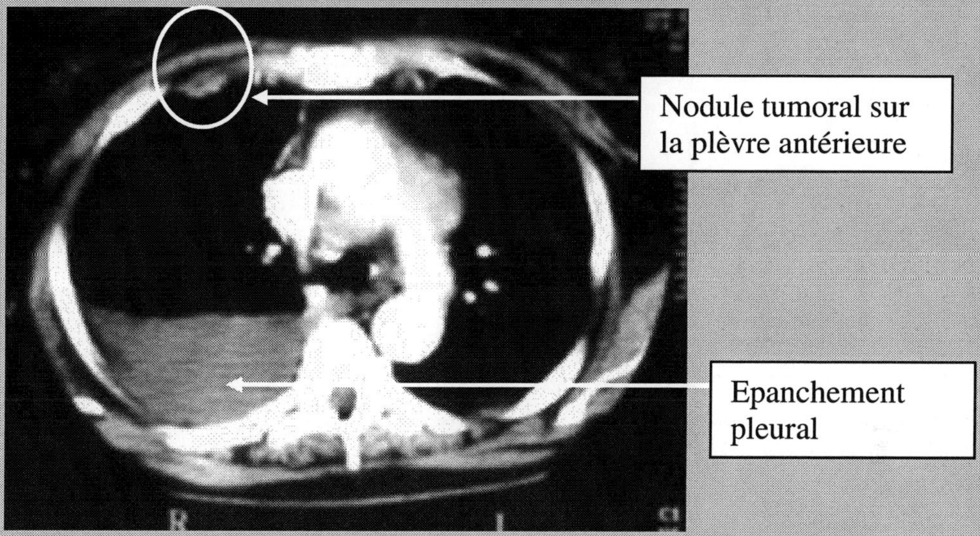

DOSSIER 16

Le 16 janvier, Mme J., 48 ans, vient en hôpital de jour pour recevoir sa 4ème cure de chimiothérapie.
On lui a découvert, à l'occasion d'une coloscopie réalisée pour trouble du transit, une tumeur sigmoïde ulcéro-végétante, hémi-circonférentielle.
L'examen anatomopathologique a montré qu'il s'agissait d'un adénocarcinome lieberkhunien.
Le bilan d'extension a montré des localisations secondaires hépatiques multiples.
Vous avez décidé d'entreprendre une chimiothérapie par FOLFOX (5 fluoro-uracile, oxaliplatine).

1°) Que recherchez-vous à l'interrogatoire, à l'examen clinique ?

2°) Quel bilan lui avez-vous fait faire avant de venir ?

La numération du 14 janvier vous montre :

- **Globules Blancs : 2 500/mm^3 dont**
- **PNN : 1 200/mm^3**
- **PNB : 10/mm^3**
- **PNEo : 190/mm^3**
- **Lymphocytes : 300/mm^3**
- **Monocytes : 800/mm^3**
- **Hémoglobine : 12,1 g/dL**
- **Plaquettes : 162 000/mm^3**

3°) Quelles sont les anomalies de cet hémogramme, comment les expliquez-vous, faites-vous la cure de chimiothérapie ?

4°) La patiente décrit des paresthésies déclenchées par le froid, spontanément résolutives, que faites-vous ?

5°) Faites les ordonnances de sortie de cette patiente.

6°) Mme J. vous confie qu'elle est fatiguée par tout ce qui lui arrive, elle aimerait prendre quelques jours de vacances entre 2 cures pour partir à Tahiti, que lui dites-vous ?

DOSSIER CHIMIOTHERAPIE - COMPLICATIONS

1°) Que recherchez-vous a l'interrogatoire, à l'examen clinique ?	***25***
A l'interrogatoire	
Déroulement de l'intercure (2)	***2***
Etat général (1), asthénie, status performans, appétit, sommeil, état psychologique, douleur	***1***
Recherche de toxicités : (1)	***1***
• **Troubles digestifs :** nausées, vomissements **(1)**	***1***
• **Troubles du transit :** diarrhée, constipation **(1)**	***1***
• **Troubles cutanéo-muqueux :** mucite **(1)**	***1***
• **Troubles neurologiques :** paresthésie, troubles de la sensibilité distale à caractère permanent **(1)**	***1***
Recherche d'un épisode **fébrile (2)**	***2***
En rapport avec une **progression tumorale : (3)**	***3***
• Ictère, douleur de l'hypocondre gauche	
• Syndrome sub-occlusif, rectorragies	
Examen clinique	
Poids (2)	***2***
Examen de la chambre implantable (2)	***2***
Recherche d'une progression tumorale :	
• **Examen abdominal,** évaluation de l'hépatomégalie, schéma daté et signé **(2)**	***2***
• Examen **des aires ganglionnaires (1)**	***1***
• Examen **pulmonaire (1)**	***1***
• Examen **neurologique (1)**	***1***
• Palpation des reliefs osseux	
Recherche de signes de mauvaise tolérance du traitement : (3)	***3***
• Déshydratation si vomissements importants	
• Dermatologique : syndrome mains-pieds, photosensibilité	

2°) Quel bilan lui avez-vous fait faire avant de venir ?	***10***
On demande de pratiquer une prise de sang,	
Dans les 24 à 48 h avant la cure avec :	
• **Numération formule sanguine, plaquettes (4)**	***4***
• **Calcémie, créatininémie (3)**	***3***
• **Bilan hépatique, transaminases, bilirubine totale et conjuguée, phosphatases alcalines (3)**	***3***

3°) Quelles sont les anomalies de cet hémogramme, comment les expliquez-vous ? Faites-vous la chimiothérapie ? Pourquoi ?	***20***
On constate, une **leucopénie grade II (3)**	*3*
Avec **neutropénie grade II (3)**	*3*
Et **lymphopénie grade III (1)**	*1*
Ces anomalies sont dues à la **toxicité hématologique de la chimiothérapie (5)**	*5*
OUI (4) on réalise la cure de chimiothérapie :	*4*
• Car neutropénie **grade II peu sévère (2)**	*2*
• Et monocytes élevés à 800 qui montre une **régénération médullaire active 2 jours auparavant (2)**	*2*

4°) La patiente décrit des paresthésies déclenchées par le froid, spontanément résolutives, que faites-vous ?	***15***
Rien (3)	*3*
Il s'agit d'une **toxicité systématique de l'oxaliplatine (5)**	*5*
• **Constamment réversible à l'arrêt du traitement (3)**	*3*
• **On en informe la patiente (4)**	*4*
• **Conseil : éviter l'exposition au froid**	

5°) Faites les ordonnances de sortie de cette patiente ?	***25***
Sur des **ordonnances à 100 %,** nom de la patiente, nom du médecin, cachet, date, **signature (3)**	*3*
Faire pratiquer par une **infirmière D. E. (2)**	*2*
Si besoin au domicile	
24 à 48 h avant la chimiothérapie (1)	*1*
Une prise sang : (3)	*3*
Numération formule sanguine, plaquettes	
Créatininémie	
Calcémie	
ASAT, ALAT, phosphatases alcalines, bilirubine	
Faxer le résultat dans le service.	
QSP : 3 mois	
Bains de bouche (3)	*3*
4 à 6 fois par jour, faire un bain de bouche avec mélange :	
• **Soluté antiseptique (type ELUDRIL®) et bicarbonate 1,4 % (1)**	*1*
Si persistance des aphtes, utiliser anti-fongique FUNGIZONE® suspension buvable (1)	*1*

Si **nausées, anti-émétique (3)**	***3***
• **PRIMPERAN®-métoclopramide 1 boîte (1)**	***1***
• 1 comprimé 3 fois par jour **(NC)**	***NC***
Si antécédent de nausées résistantes aux anti-émétiques classiques, on propose : **anti-5HT3 (2)** • ZOPHREN® 8 mg-ondansétron • 1 cp matin et soir pendant 3 à 5 jours • Sur formulaire pré-imprimé	**2**
Si diarrhée, **IMODIUM®-lopéramide** 1 boîte **(2)** • 2 gélules après la première selle diarrhéique puis une après chaque selle liquide maximum 8 par jour	**2**
Prolongation **d'arrêt de travail** sur formulaire pré-imprimé si besoin **(2)**	**2**
Bon de transport en Véhicule Sanitaire Léger si besoin sur formulaire pré-imprimé si besoin **(1)**	**1**

6°) Mme J. vous confie qu'elle est fatiguée par tout ce qui lui arrive, elle aimerait prendre quelques jours de vacances entre 2 cures, pour partir à Tahiti, que lui dites-vous ?	**5**
On lui demande de s'assurer qu'elle aura **un hôpital à proximité (2)**	***2***
On lui confie une **lettre résumant l'histoire de sa maladie avec les principaux médicaments reçus (2)**	***2***
On lui explique la nécessité de se **protéger efficacement du soleil** compte tenu de la prise de médicaments photo-sensibilisants, notamment le 5-fluorouracile **(1)**	***1***

COMMENTAIRES DU DOSSIER

Q3)
Une prise de sang réalisée le jour même montrerait probablement une normalisation de cette neutropénie.

Q4)
Mais, on lui explique également que si ces paresthésies deviennent permanentes, il s'agirait probablement d'une toxicité neurologique cumulative, irréversible, qui nous inciterait à arrêter le traitement.

CLASSIFICATION DES EFFETS INDESIRABLES DES TRAITEMENTS :

Organes atteints	Grade 0	Grade 1	Grade 2	Grade 3	Grade 4
Hémoglobine (g/l)	> 110	95-109	80-94	65-79	< 65
Leucocytes (10^9/l)	> 4	3.0-3.9	2.0-2.9	1.0-1.9	< 1
Granulocytes (10^9/l)	> 2	1.5-1.9	1.0-1.4	0.5-0.9	< 0.5
Plaquettes (10^9/l)	> 100	75-99	50-74	25-49	< 25
Hémorragie	Aucune	Pétéchies	Légères pertes de sang	Pertes de sang importantes	Pertes de sang massives
Muqueuse buccale	Pas de modification	Erythème	Erythème, ulcères, possibilité de manger des solides	Ulcères : nécessité d'un régime hydrique	Alimentation impossible
Nausées vomissements	Aucun	Nausées	Vomissements transitoires	Vomissements requérant un traitement	Vomissements incoercibles
Diarrhée	Aucune	Passagère < 2 jrs	Tolérable > 2 jrs	Intolérable requérant un traitement	Déshydratation / diarrhée hémorragique
Constipation	Aucune	Minime	Modérée	Sub-occlusion	Occlusion
Rythme cardiaque	Pas de changement	Tachycardie sinusale > 110 au repos	Extrasystoles unifocales, arythmie sinusale	Extrasystoles multifocales nécessitant traitement	Tachycardie ventriculaire
Fonction cardiaque	Pas de modification	Asymptomatique mais signes cardiaques anormaux	Dysfonction-nement symptomatique transitoire, pas de traitement requis	Dysfonction-nement symptomatique sensible au traitement	Dysfonction-nement symptomatique ne répondant pas au traitement
Neuropathie périphérique	Aucun signe	Paresthésies et/ou diminution des réflexes ostéo-tendineux	Paresthésies sévères et/ou faiblesse musculaire légère	Paresthésies intolérables et/ou perte motrice marquée	Paralysie
CUTANE	Pas de modification	Erythème	Desquamation sèche, vésicules, prurit	Desquamation humide, ulcération	Nécrose nécessitant une exérèse chirurgicale
Chute des cheveux	Pas de perte	Perte minime	Alopécie modérée en plaque	Alopécie complète mais réversible	Alopécie irréversible
Signes infectieux	Aucune	Infection mineure, foyer mineur	Infection modérée, foyer curable	Infection majeure	Infection majeure avec hypotension
Créatinine	<1.25 x N	1.26-2.5 x N	2.6-5 x N	5.1-10 x N	> 10 x N
ASAT/ALAT	<1.25 x N	1.26-2.5 x N	2.6-5 x N	5.1-10 x N	> 10 x N
Bilirubine	<1.25 x N	1.26-2.5 x N	2.6-5 x N	5.1-10 x N	> 10 x N

DOSSIER 17

Mme H. vient vous consulter, accompagnée de son fils de 8 ans. Elle a comme antécédent une polypose adénomateuse familiale traitée et craint que son fils en soit atteint.

1°) Qu'est-ce que la polypose adénomateuse familiale (PAF) ?

2°) Quel est le mode de transmission de la PAF ? Quel est le pourcentage de cancers colo-rectaux dont il est responsable ?

3°) Quelle attitude thérapeutique pouvez-vous proposez ?

4°) Quelles sont les pathologies associées à la PAF ?

5°) Qu'est-ce qu'une tumeur desmoïde ? Quels sont ses risques évolutifs ?

6°) Quels sont les différents types d'adénomes ? Quel type est le plus à risque de cancérisation ?

7°) Devant un polype dégénéré, dans quel cas considérez-vous que l'exérèse est suffisante ?

DOSSIER POLYPOSE ADENOMATEUSE FAMILIALE

1°) Qu'est-ce que la polypose adénomateuse familiale (PAF) ?	***10***
Pathologie **héréditaire (4)**	***4***
• Apparition dans la 2ème décennie	
• De **centaines de polypes adénomateux rectocoliques (3)**	***3***
La cancérisation est systématique avant 40 ans. **(3)**	***3***

2°) Quel est le mode de transmission de la PAF ? Quel est le pourcentage de cancers colo-rectaux dont il est responsable ?	***10***
Mode de transmission : **autosomique dominant (5)**	***5***
Pénétrance variable, **quasi complète (1)**	***1***
Gène APC sur le chr 5q21	
Responsable de 1 % des cancers colo-rectaux **(4)**	***4***

3°) Quelle attitude thérapeutique pouvez-vous proposez ?	***17***
Conseil génétique (3) après **accord et information (3)** de la mère	***3+3***
Recherche de la mutation APC chez la mère (2)	***2***
En cas de mutation retrouvée, **recherche par génotypage** chez l'enfant **et les autres apparentés au premier degré (2)**	***2***
En cas de mutation retrouvée chez le fils : début de la **surveillance par coloscopie à 11 ans (3)**	***3***
En l'absence de mutation chez le fils : surveillance normale (coloscopie vers 45-50 ans)	
En l'absence de mutation retrouvée chez la mère :	
• **Surveillance annuelle par recto-sigmoïdoscopie de 12 à 40 ans (2)** et biopsies-exerèse des polypes pour examen anatomopathologique.	***2***
• Lorsque les polypes deviennent incontrôlables : **coloproctectomie totale (2)** anastomose iléo-anale avec réservoir (autour de 15 ans le plus souvent).	***2***

4°) Quelles sont les pathologies associées à la PAF ?	*15*
On retrouve associé : • Des **tumeurs bénignes osseuses (2) :** malformation dentaires, ostéomes mandibulaires • Des tumeurs **desmoïdes (4)** • Des **polypes gastriques (5)** • Des **polypes duodénaux (2)** avec risque de cancérisation • Une **hypertrophie de la couche pigmentaire rétinienne (2)**	*2* *4* *5* *2* *2*

5°) Qu'est-ce qu'une tumeur desmoïde ? Quels sont ses risques évolutifs ?	*10*
Tumeur histologiquement **bénigne des tissus mous, conjonctifs (4)** **Fibromatose agressive (1)** **Apparentée aux fibrosarcomes (1)** Risque évolutif : • **Cancérisation (2)** • **Compression des organes de voisinage (2)**	*4* *1* *1* *2* *2*

6°) Quels sont les différents types d'adénomes ? Quel type est le plus à risque de cancérisation ?	*23*
Adénomes : • **Hyperplasique (2)** • **Hamartomateux (2)** • **Adénomateux : (5)** - **Villeux (3)** - **Tubuleux (3)** - **Tubuleux villeux (3)** Le plus à risque de cancérisation **: adénomes villeux (5)**	 *2* *2* *5* *3* *3* *3* *5*

7°) Devant un polype dégénéré, dans quel cas considérez-vous que l'exérèse est suffisante ?	*15*
Exérèse satisfaisante si : • **Musculaire muqueuse respectée ou franchie mais sur un polype pédiculé et le pied étant vu en histologie (4)** • **Exérèse complète avec marges > 1 mm (4)** • **Cancer bien différencié (4)** • **Absence d'embole vasculaire (3)** ou lymphatique	 *4* *4* *4* *3*

COMMENTAIRES DU DOSSIER

RAPPELS SUR LA PAF :

Syndrome de transmission autosomique dominante avec une pénétrance quasi-complète et une grande variabilité d'expression.
APC (sur le chromosome 5) est un gène suppresseur de tumeur impliqué dans l'adhésion cellulaire, les microtubules et interagit avec les β-caténines (via la via Wint).

Il existe plus de 300 mutations congénitales décrites.

Comme pour le syndrome HNPCC, l'acquisition du phénotype cancéreux se déroule en 2 étapes :

- Un des allèles est muté congénitalement, hérité d'un des deux parents
- Le deuxième allèle va être inactivé par une anomalie acquise (perte d'hétérozygotie, mutations ponctuelles...)

Les autres lésions extra-coliques (hors les tumeurs desmoïdes) sont :

- Tractus digestif supérieur :
  - Adénome péri-ampullaire +++ → risque de cancer de l'ampoule
  - Adénomes gastriques
- Œil, peau, squelette :
  - Hypertrophie congénitale pigmentaire de l'épithélium rétinien (CHRPE en anglais) : fréquente, asymptomatique, bilatérale
  - Kystes sébacés, épidermoïdes
  - Ostéomes de la mandibule, anomalies dentaires.

DOSSIER 18

M. B., agriculteur de 64 ans encore actif, vous est adressé pour une lésion cutanée du visage. Dans ses antécédents, on note une cirrhose alcoolique diagnostiquée il y a 6 ans, non sevrée (diminution tout de même de sa consommation depuis l'annonce du diagnostic) et une cruralgie L3 droite paresthésiante mais régressive il y a quelques mois.
La lésion qui motive la consultation existe depuis plusieurs années et grossit lentement ; le patient ne s'en plaint pas mais c'est son médecin traitant qui l'a convaincu de venir vous voir.
Votre examen retrouve effectivement un nodule de la joue droite, arrondi, vaguement translucide, parcouru de fines télangiectasies, ferme et non douloureux, et qui mesure 8 mm de diamètre dans son plus grand axe.

1°) Quels sont les facteurs de risque, à rechercher, de tumeur cutanée épithéliale maligne ?

2°) Quel est le diagnostic que vous retenez ici ?

3°) Quelles sont les différentes formes cliniques possibles de cette maladie ? Quelle est celle de M. B. ?

4°) Quels diagnostics différentiels seraient à évoquer ?

5°) Avez-vous besoin d'une histologie avant traitement ? Justifiez.

6°) Quel est votre traitement de cette lésion ?

L'anatomopathologiste vous communique son résultat : il retrouve une prolifération tumorale épithéliale organisée en massifs larges et bien circonscrits avec une disposition palissadique des cellules autour des massifs et des artéfacts de rétraction entre ces massifs et le stroma environnant ; les cellules sont monomorphes, ressemblant aux cellules de la couche la plus inférieure de l'épiderme. Il vous indique enfin que les marges de résection sont situées en zone tumorale.

7°) Quelle est votre conclusion quant au diagnostic ? Quelle est votre attitude thérapeutique ?

8°) Quels sont les facteurs de plus mauvais pronostic de cette maladie ? (en général et non pas seulement dans ce cas-ci).

9°) Quel est le traitement préventif de ces lésions ?

DOSSIER CARCINOME BASOCELLULAIRE

1°) Quels sont les facteurs de risque à rechercher de tumeur cutanée épithéliale maligne ?	***10***

Il faut rechercher :

-Des facteurs favorisants :

- **Exposition au rayonnement solaire (2),** surtout chronique = interrogatoire bien sûr (notion de profession exposée ici) mais aussi examen clinique = > penser à chercher d'autres **stigmates d'exposition solaire chronique (2)** = rides, télangiectasies, taches pigmentées… — *2* / *2*
- **Antécédent de radiothérapie (2)** en particulier sur le visage — *2*
- **Exposition à l'arsenic, aux goudrons ou aux hydrocarbures (2)** — *2*

-Des lésions précancéreuses, surtout responsables de carcinomes spinocellulaires :

- **Kératose actinique (2)** surtout +++ mais aussi les ulcérations chroniques et cicatrices de toutes sortes… — *2*

2°) Quel est le diagnostic que vous retenez ici ?	***10***

Carcinome (3) basocellulaire (4) de la **joue droite (3)** — *3+4+3*

3°) Quelles sont les différentes formes cliniques possibles de cette maladie ? Quelle est celle de M. B. ?	***10***

La dernière conférence de consensus (mars 2004) distingue dorénavant 3 formes cliniques :

- **Nodulaire (3) :** cette catégorie comprend les anciennement nommés « plans cicatriciels » — *3*
- **Sclérodermiforme (3) :** lésion jaunâtre, infiltrée et aux limites imprécises (à risque ++ de récidive) — *3*
- **Superficielle (3) :** lésion rouge, plane, bien limitée, dont l'extension est lentement centrifuge, +/- squames et/ou croûtes. — *3*

Il s'agit **ici** d'une forme **nodulaire (1)** — *1*

4°) Quels diagnostics différentiels seraient à évoquer ?	***10***

Le **carcinome spinocellulaire (5)** (quasiment toujours à évoquer !) — *5*

L'adénome sébacé (5) (car forme nodulaire) — *5*

5°) Avez-vous besoin d'une histologie avant traitement ? Justifiez.	***9***
Non (5)	***5***
La biopsie lésionnelle avant traitement est à réserver :	
• **Aux diagnostics cliniques hésitants (1)**	***1***
• **Aux cas où le traitement sera non chirurgical (1)**	***1***
• **Aux formes de mauvais pronostic (1)** (sclérodermiforme, récidives, taille > 1 cm)	***1***
• Aux situations où une **reconstruction délicate est à prévoir (1)**	***1***

6°) Quel est votre traitement de cette lésion ?	***16***
Biopsie-exérèse chirurgicale (6)	***6***
A visée diagnostique (envoi en **anatomopathologie (4)** +++) et curative	***4***
Marges de résection = **3 à 4 mm (3)**	***3***
Après vérification de l'**hémostase (3)** (TP, TCA, fibrinogène et plaquettes voire temps d'occlusion)	***3***
+/- Transfusions de plaquettes (pour obtenir un taux > 50 000) et/ou de facteurs de la coagulation.	

L'anatomopathologiste vous communique son résultat : il retrouve une prolifération tumorale épithéliale organisée en massifs larges et bien circonscrits avec une disposition palissadique des cellules autour des massifs et des artéfacts de rétraction entre ces massifs et le stroma environnant ; les cellules sont monomorphes, ressemblant aux cellules de la couche la plus inférieure de l'épiderme. Il vous indique enfin que les marges de résection sont situées en zone tumorale.

7°) Quelle est votre conclusion quant au diagnostic ? Quelle est votre attitude thérapeutique ?	***10***
Cet aspect histologique est typique de carcinome basocellulaire de type **nodulaire (5)**	***5***
Exérèse incomplète = **reprise thérapeutique immédiate (5)**	***5***

8°) Quels sont les facteurs de plus mauvais pronostic de cette maladie ? (en général et non pas seulement dans ce cas-ci).	***10***
Les formes cliniques **sclérodermiformes (2)** ou mal limitées Les formes histologiques **agressives (2)** Les formes **récidivées (2)** (à l'exception des carcinomes basocellulaires superficiels) Les carcinomes basocellulaires nodulaires du **nez (1)** et des **zones péri-orificielles du visage (1)** (ce sont des régions dites à haut risque de récidive) Les carcinomes basocellulaires > **10 mm (2)**	***2*** ***2*** ***2*** ***1*** ***1*** ***2***

9°) Quel est le traitement préventif de ces lésions ?	***15***
On distingue très classiquement 3 types de prévention, chacune incluant la ou les précédentes : **-Primaire (2) = photo-protection à vie (2) :** • **Vêtements (2)** +++ (manches longues, couvre-chefs…) • **Crème solaire (2)** à index de protection élevé (au moins 20) • Ne pas s'exposer au soleil entre 11 heures et 16 heures (= heures où le soleil est le plus agressif...) **-Secondaire (2) = dépistage et traitement des lésions précancéreuses (3)** **-Tertiaire (2)** = surveillance clinique et traitement d'un deuxième cancer	 ***2+2*** ***2*** ***2*** ***2+3*** ***2***

COMMENTAIRES DU DOSSIER

Q1)
Les autres lésions précancéreuses responsables de lésions muqueuses ont été volontairement non citées ici car elles sortaient du cadre de la question (tumeur cutanée).

Q2)
2 éléments fondamentaux et typiques permettent de retenir avec quasi-certitude le diagnostic = la perle épithéliomateuse (cf. le caractère translucide) et les télangiectasies.

Q3)
Ces différents types de CBC peuvent tous se pigmenter ou s'ulcérer (mais ne seront plus individualisés comme tels = différence par rapport à l'ancienne nomenclature). Par ailleurs, noter que la dénomination « pagétoïde » est à abandonner.

Q4)
Les diagnostics différentiels à évoquer ne sont pas stéréotypés et dépendent de la forme clinique, il faudra penser à vous adapter.

Q6)
L'examen extemporané, la chirurgie en 2 temps voire la chirurgie micrographique de Mohs (CMM) sont dédiés aux pronostics péjoratifs.
Enfin, on rappelle que ce patient est cirrhotique et qu'il faut absolument contrôler son hémostase avant toute chirurgie, même minime.

DOSSIER 19

Un fumeur de pipe de 56 ans vous consulte pour une lésion apparue progressivement, et qui persiste depuis 2 mois.
Vous suspectez un carcinome spinocellulaire.

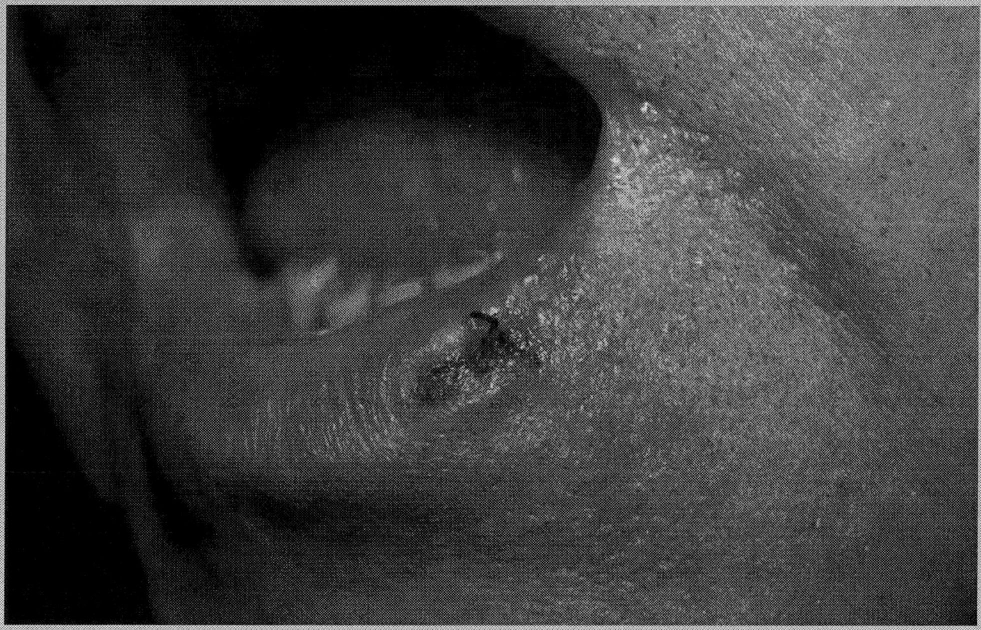

1°) Quels sont les facteurs de risque de cette pathologie ?

2°) Quelles sont les pathologies congénitales qui peuvent en être la cause ?

3°) Quelles sont les lésions qui peuvent dégénérer en épithélioma spinocellulaire ?

4°) Décrivez la photographie associée. Quelles autres caractéristiques cliniques vous orienteraient vers le diagnostic ?

5°) Quelle sera la présentation anatamopathologique d'un carcinome spinocellulaire ?

6°) Quels sont les facteurs de mauvais pronostics de ce type de cancer ?

7°) Quel est le traitement de référence de cette tumeur ?

8°) Vous palpez une adénopathie sous mentonnière de 2 x 1 cm, droite, quelle est votre attitude ?

DOSSIER CARCINOME SPINOCELLULAIRE

1°) Quels sont les facteurs de risque de cette pathologie ?	***15***
Exposition solaire chronique (3)	***3***
Immunodépression (3) et notamment infection par Human papillomavirus	***3***
Radiation ionisante (3)	***3***
Tabac (2)	***3***
Alcool (2)	***2***
Traumatisme chronique (2)	***2***
Arsenic	
Pathologies congénitales	

2°) Quelles sont les pathologies congénitales qui peuvent en être la cause ?	***6***
Xeroderma pigmantosum (3)	***3***
Epidermodysplasie verruciforme (3)	***3***

3°) Quelles sont les lésions qui peuvent dégénérer en épithélioma spinocellulaire ?	***14***
<u>Lésions précancéreuses :</u>	
Muqueuses :	
• **Leucoplasie (2)**	***2***
• **Lichen (1)**	***1***
• **Kératose actinique ou infectieuse (2)**	***2***
• Papillomatose orale ou génitale	
Cutanées :	
• **Kératose actinique photo-induite (2)**	***2***
• **Radiodermite (1)**	***1***
• **Cicatrice de brûlure ou autre (2)**	***2***
• **Lésion muqueuse virale à human papillomavirus (1)**	***1***
• **Plaie chronique, ulcère (1)**	***1***
• Lichen scléreux génital, lichen érosif buccal	
Carcinome intra-épithélial ou Maladie de Bowen (2)	***2***

4°) Décrivez la photographie associée. Quelles autres caractéristiques cliniques vous orienteraient vers le diagnostic ?	***15***
Sur la lèvre inférieure (3) semi-muqueuse	*3*
Contour irrégulier (3)	*3*
Diamètre de 1 cm	
Lésion croûteuse (2) jaunâtre	*2*
Nécrose centrale (1)	*1*
Aspect compatible avec un **carcinome spinocellulaire (3)**	*3*
On recherche :	
• **Saignement au contact (1)**	*1*
• **Indolence (1)**	*1*
• **Caractère induré (1)**	*1*

5°) Quelle sera la présentation anatamopathologique d'un carcinome spinocellulaire ?	***10***
• **Grandes cellules (2)**	*2*
• **Organisée en travée ou lobules (2)**	*2*
• **De disposition anarchique (1)**	*1*
• **Globes cornés (2)** montrant une différenciation **kératinisante (2)**	*2+2*
• Nombreuses mitoses **(1)**	*1*
• Atypies cyto-nucléaires	

6°) Quels sont les facteurs de mauvais pronostics de ce type de cancer ?	***15***
• **Diamètre (3)**	*3*
• **Profondeur de l'invasion (3)**	*3*
• **Différenciation (2)**	*2*
• Neurotropisme	
• **Site anatomique (1)** région rétro-auriculaire, sillon nasogénien, paupière, cuir chevelu, extrémité	*1*
• **Localisation muqueuse (1)**	*1*
• **Terrain immunodéprimé (1)**	*1*
• **Récidive (2)**	*2*
• **Envahissement ganglionnaire (1)**	*1*
• **Métastase (1)**	*1*

7°) *Quel est le traitement de référence de cette tumeur ?*	*15*
Exérèse chirurgicale (12) Permet **examen histologique (3 PMZ)** Affirme le caractère complet de l'exérèse	***12*** ***3PMZ***

8°) *Vous palpez une adénopathie sous mentonnière de 2 x 1 cm, droite, quelle est votre attitude ?*	*10*
Biopsie ganglionnaire chirurgicale (8) Pour examen anatomopathologique **(PMZ)** Si envahissement histologique du ganglion, **curage ganglionnaire cervical (1)** Si effraction capsulaire, on complète le traitement par une **radiothérapie externe (1)**	***8*** ***PMZ*** **1** **1**

DOSSIER 20

Mme D., 47 ans, vous est adressée en consultation. Cette patiente présente depuis quelques mois des douleurs abdominales mal systématisées, associées à une asthénie ; devant les antécédents familiaux (sa mère est décédée d'un « cancer des intestins », vous dit-elle, et sa sœur aînée est actuellement suivie pour un cancer de l'utérus), son médecin traitant a fait réaliser un scanner abdomino-pelvien qu'elle vous amène ce jour.

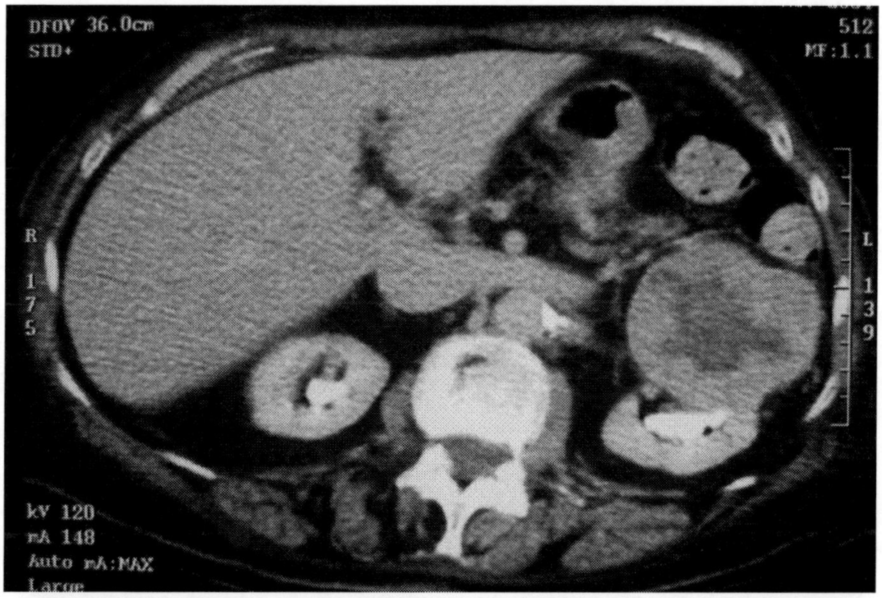

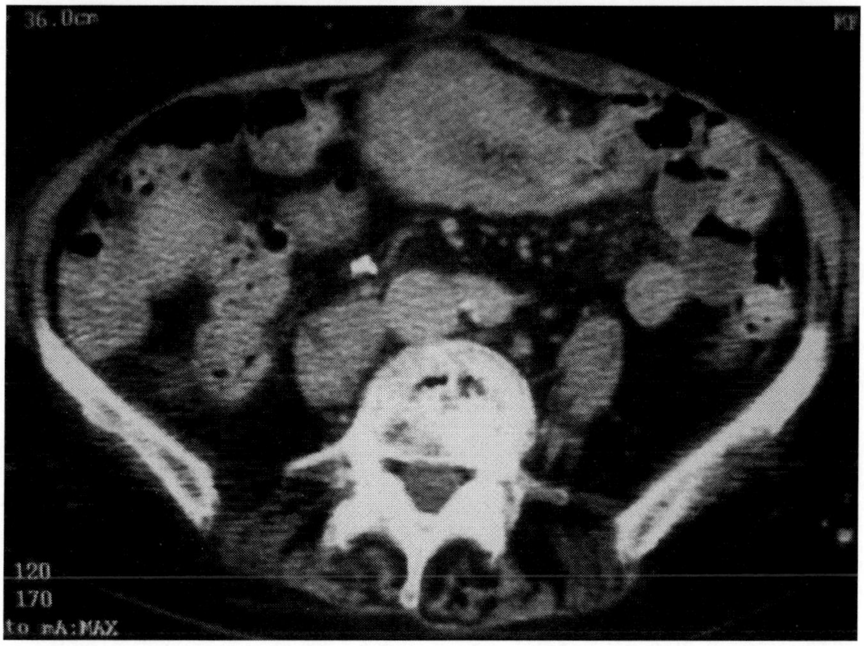

1°) Interprétez les images fournies. Quelles autres planches souhaiteriez-vous examiner ?

2°) Que vous attendez-vous à retrouver à l'examen clinique ?

3°) En supposant la nature cancéreuse de l'ensemble des lésions, quelle maladie sous-jacente évoquez-vous ? Justifiez.

4°) Comment confirmer cette maladie ?

5°) En dehors de ce dont vous avez parlé dans les questions précédentes, quel bilan demandez-vous à visée diagnostique ?

6°) Les lésions sont isolées. Quelle est la conduite à tenir thérapeutique ?

La lésion digestive est classée T3, N1, M0 ; vous re-convoquez la malade mais celle-ci tombe malheureusement en dépression et abandonne tout suivi pendant 1 an ; elle revient alors vous voir et vous décidez d'entamer une surveillance régulière ; vous découvrez ainsi une lésion suspecte à l'échographie du segment II hépatique...

7°) a) Quel bilan complémentaire réalisez-vous ?
b) Ce bilan est en faveur d'un traitement curatif ; que préconisez-vous donc ?

8°) La patiente accepte le traitement qui se déroule sans complication. Elle vous demande ensuite si on aurait pu l'éviter. Que lui répondez-vous ?

DOSSIER CANCER DU COLON HNPCC

1°) Interprétez les images fournies. Quelles autres planches souhaiteriez-vous examiner ?	***14***
TDM abdomino-pelvienne (2) sans injection de produit de contraste :	**2**
Volumineuse **lésion du rein gauche (2),** développée aux dépends du parenchyme	**2**
Hétérogène (2) = centre de la lésion hypo-dense, nécrotique très probable	**2**
Par ailleurs = syndrome de **masse du côlon transverse (2),** refoulant le péritoine en avant	**2**
Ces 2 lésions sont hautement évocatrices de **malignité (2)**	**2**
Il nous manque :	
• **Les clichés injectés sur le rein (2),** pour vérifier s'il y a ou pas une prise de contraste (toute lésion hyper-vasculaire du rein est un cancer jusqu'à preuve du contraire)	**2**
• **Les clichés avec et sans injections sur le foie (2),** à la recherche de lésions suspectes de localisation secondaire	**2**

2°) Que vous attendez-vous à retrouver à l'examen clinique ?	***10***
Principalement :	
• A la palpation abdominale : une **masse antérieure (5)** épigastrique et/ou péri-ombillicale	**5**
• A la palpation de la fosse lombaire gauche : un **contact lombaire (5)** qui signe une néphro-mégalie	**5**

3°) En supposant la nature cancéreuse de l'ensemble des lésions, quelle maladie sous-jacente évoquez-vous ? Justifiez.	***13***
On évoque **un syndrome de Lynch ou HNPCC (5)** (*Hereditary Non Polyposis Colorectal Cancer*) : car	**5**
• **Cancer colique avant 50 ans (2)**	**2**
• **Localisation (2)** peu habituelle (côlon transverse)	**2**
• **Antécédents familiaux (2)** (mère = cancer du côlon probable, et sœur victime d'un cancer gynéco = agrégation familiale de cancers épidémiologiquement liés)	**2**
• **Association à un cancer du rein (2)**	**2**

4°) Comment confirmer cette maladie ?	9
On rappelle qu'il s'agit d'une mutation sur un des gênes MMR (réparation des mésappariements) 3 méthodes diversement associées pour dépister ou rechercher directement une mutation : • **Recherche d'une instabilité des micro-satellites (3)** - Avantage → résultat rapide pour objectiver l'existence d'un système MMR déficient • **Immuno-marquage (3)** des protéines codées par les gènes MLH1 et MSH2, en muqueuse saine et tumorale : - Avantage → résultat rapide également, pour dépister une anomalie et orienter vers la recherche d'un des deux gêne • **Recherche génétique de la mutation (3) :** - Confirmation ultime (diagnostic de certitude) mais méthode longue +++ (→ ne pas attendre le résultat pour la prise en charge)	 3 3 3

5°) En dehors de ce dont vous avez parlé dans les questions précédentes, quel bilan demandez-vous à visée diagnostique ?	29
Il faut bien entendu réaliser un bilan des 2 lésions : Diagnostic positif du cancer colique transverse : **coloscopie totale (5)** après préparation, contrôle de l'hémostase, sous anesthésie générale, avec biopsies multiples pour anatomopathologie. Bilan d'extension du cancer colique : -Loco-régional : • Interrogatoire (signes urinaires, neurologiques, vasculaires…) et examen clinique (touchers pelviens +++) • Paraclinique : la coloscopie totale en fait partie + recherche d'autres lésions -A distance : • **Echographie abdominale (5)** • **Radiographie de thorax (5)** et TDM thoracique • Biologie = ACE, NFS-plaquettes, bilan hépatique, bilan phospho-calcique Pour le cancer du rein : -L'échographie abdominale sus-citée est complémentaire de la TDM déjà réalisée pour évaluer la lésion. -Diagnostic d'extension : • Clinique : chercher des points d'appel sur un envahissement veineux cave et/ou pour une métastase. • Imagerie : tout ce qui est systématique a déjà été cité ; l'exploration cérébrale (TDM) et osseuse (scintigraphie) ne sont faites qu'en cas de point d'appel ou d'autre méta décelée, IRM pour apprécier un éventuel envahissement veineux, artériographie si néphrectomie partielle envisagée. • Biologie : CRP, **ionogramme, urée, créatinine (4),** ECBU doivent compléter le bilan ci-dessus.	 5 5 5 4

Bilan d'opérabilité : bilan standard, consultation d'anesthésie +/- autres à la demande.	
Il faut également songer à **dépister les autres cancers (5) :** FOGD, consultation gynécologique avec écho endo-vaginale…	*5*
Enfin, il faut réaliser un **dépistage familial (5)** = coloscopies régulières (tous les 3 ans) dès 20 ans pour les cas mutés ou pour tout le monde si la mutation n'a pas été retrouvée + dépistage des autres cancers.	*5*

6°) Les lésions sont isolées. Quelle est la conduite à tenir thérapeutique ?	***10***
Traitement **chirurgical (2)** curatif simultané des 2 tumeurs :	*2*
• Laparotomie, exploration, bilan des lésions	
• **Colectomie totale (2),** avec ligature 1ère du pédicule vasculaire, ablation en bloc avec le méso-côlon, **anastomose iléo-rectale (2)** +/- protégée	*2* *2*
• **Néphrectomie gauche élargie (2)** (beaucoup plus facile une fois le côlon enlevé bien sûr), après ligature 1ère du pédicule	*2*
• Fermeture pariétale	
• Envoi en **anatomopathologie (2)** de toutes les pièces opératoires	*2*
• Surveillance	

La lésion digestive est classée T3, N1, M0 ; vous re-convoquez la malade mais celle-ci tombe malheureusement en dépression et abandonne tout suivi pendant 1 an ; elle revient alors vous voir et vous décidez d'entamer une surveillance régulière ; vous découvrez ainsi une lésion suspecte à l'échographie du segment II hépatique…

7°) a) Quel bilan complémentaire réalisez-vous ?	***3***
b) Ce bilan est en faveur d'un traitement curatif ; que préconisez-vous donc ?	***8***
a) TDM thoraco-abdomino-pelvienne (3) pour :	*3*
-Préciser l'image hépatique	
-Eliminer une éventuelle autre récidive loco-régionale ou métastatique	
Points bonus pour ceux qui auront pensé à réaliser une rectoscopie à la recherche d'une tumeur rectale…	
b) On nous suggère donc que la lésion est métastatique probable et isolée, d'où l'indication à un traitement curatif :	
-Chirurgical (2)	*2*
-Laparotomie, levée d'éventuelles adhérences, exploration, bilan des lésions	
-**Résection (1)** carcinologique avec 1 cm de marge et la plus économe possible : **métastasectomie (1)** si possible, sinon **segmentectomie (1)** du II	*1* *1+1*
-Fermeture pariétale	
Décision en **réunion multidisciplinaire d'oncologie (1)** d'un éventuel traitement **adjuvant (1)** par **chimiothérapie (1)**	*1* *1+1*

8°) La patiente accepte le traitement qui se déroule sans complication. Elle vous demande ensuite si on aurait pu l'éviter. Que lui répondez-vous ?	***4***
Oui (2), il aurait fallu effectuer un traitement par **chimiothérapie adjuvante (2)** après la 1ère laparotomie, car T3, N1, M0 : indication à un traitement adjuvant à visée préventive des récidives.	**2+2**

COMMENTAIRES DOSSIER

Q3)

Il faut connaître les critères d'Amsterdam (règle du 3-2-1) :

- Au moins 3 sujets atteints dans une même famille d'un cancer appartenant au specıre HNPCC (côlon, endomètre, rein…)
- 2 sujets apparentés au 1er degré et 2 générations atteintes
- Au moins 1 cancer avant 50 ans

GENETIQUE DU SYNDROME HNPCC :

Le syndrome HNPCC est secondaire à un ensemble de mutations siégeant sur plusieurs chromosomes (2, 3, 7). Il est de transmission autosomique dominante à haute pénétrance et expression variable.

Les gènes impliqués sont principalement MLH1 (sur le chromosome 3), MSH2 (sur le chromosome 2) et MSH 6 (sur le chromosome 2). A eux trois, ils sont responsables d'environ 70 % des cas de syndrome HNPCC. Ces 3 gènes appartiennent à un système enzymatique, le MMR (MisMatch Repair) impliqué dans la réparation des erreurs d'appariement de l'ADN survenues lors de la réplication. En cas de mutation d'un des gènes, l'ADN va accumuler des erreurs (= mutations) sur certains gènes et notamment le gène de récepteur TGFβII et SMAD4 ce qui va conduire à la survenue de cancers coliques, endométriaux…

Ce phénomène se fait en deux étapes : un des deux allèles est muté congénitalement (hérité d'un des parents), l'autre allèle sain va être inactivé par une perte de chromosome, une mutation… acquises au cours de la vie.

DOSSIER 21

M. L., 61 ans, est hospitalisé en hôpital de semaine du service d'hépato-gastro-entérologie pour fibroscopie œso-gastro-duodénale. Ce patient a les antécédents suivants :

- Intoxication alcoolique sevrée estimée à 150 grammes d'alcool/jour pendant 30 ans
- Intoxication tabagique sevrée également, estimée à 35 paquets-année.
- Cirrhose éthylique diagnostiquée il y 5 ans, Child C, compliquée :
  - D'hémorragie digestive (inaugurale de la maladie) sur rupture de varices œsophagiennes ; un programme d'éradication des varices œsophagiennes par ligature a été instauré avec succès ; depuis, le patient est surveillé par des fibroscopies périodiques
  - D'ascite initialement réfractaire, secondairement bien contrôlée par le régime et le traitement diurétique.

Dernier dépistage du carcinome hépatocellulaire il y a 3 mois : négatif.
La fibroscopie réalisée au cours de la présente hospitalisation retrouve :
-Un cordon variqueux œsophagien grade I
-Une gastropathie modérée d'hypertension portale
-Un nodule bourgeonnant centimétrique du 1/3 moyen de l'œsophage, biopsié.

1°) Comment s'effectue le dépistage du carcinome hépatocellulaire ? Avec quelle périodicité ?
2°) Quelle est votre 1ère hypothèse pour expliquer la lésion bourgeonnante ?
3°) Quels sont les facteurs étiologiques de cette maladie ?
4°) Quels en sont les signes habituellement révélateurs ?
5°) Ce diagnostic est confirmé par l'examen d'anatomopathologie ; quel bilan d'extension réalisez-vous alors ?

Ce bilan est négatif, on réalise en complément un bilan pré-thérapeutique avec les résultats suivants :
-P° O_2 = 61 mmHg, P° CO_2 = 42 mmHg, pH = 7,41
-VEMS = 45 % de la théorique, rapport de Tiffeneau à 40 %

6°) Qu'en pensez-vous ? Cela modifie-t-il votre opinion quant à un traitement curatif ? Expliquez. Que proposez-vous donc ?

Ce traitement semble efficace ; vos contrôles endoscopiques sont satisfaisants.
2 ans plus tard, le malade vous consulte car il a le sentiment depuis 2 semaines que les aliments se bloquent sur leur trajet. Vous réalisez donc une fibroscopie haute qui retrouve une lésion étendue du 1/3 moyen de l'œsophage ; votre bilan complémentaire met en évidence de multiples localisations secondaires...

7°) Quelle(s) « solution(s) » pouvez-vous proposer à M. L. pour son problème d'alimentation ?

DOSSIER CANCER DE L'ŒSOPHAGE

1°) Comment s'effectue le dépistage du carcinome hépatocellulaire ? Avec quelle périodicité ?	***10***
Echographie abdominale (3) + dosage de l'α-fœtoprotéine (3)	***3+3***
Tous les 6 mois (4)	***4***

2°) Quelle est votre 1ère hypothèse pour expliquer la lésion bourgeonnante ?	***10***
Carcinome épidermoïde (10)	***10***

3°) Quels sont les facteurs étiologiques de cette maladie ?	***15***
<u>Facteurs de risque environnementaux :</u>	
• **Intoxication alcoolo-tabagique (3)** (c'est surtout la synergie tabac-alcool qui est très délétère)	***3***
• Facteurs alimentaires : carences en vitamines, aliments salés et fumés…	
• **Traumatisme thermique (3)** (consommation de boissons très chaudes comme le thé ou le café)	***3***
• Antécédent d'irradiation	
<u>Lésions précancéreuses :</u>	
• **Méga-œsophage (3)** (même après traitement chirurgical !)	***3***
• Antécédent d'œsophagite par ingestion de produits **caustiques (3)**	***3***
• **Diverticule pharyngo-œsophagien de Zenker (3) :** risque de dégénérescence très faible (< 1 %)	***3***
• Syndrome de Plummer-Vinson = syndrome de Kelly-Paterson = dysphagie sidéropénique (rare en France)	
• Tylotisme ou kératodermie palmo-plantaire (encore plus rare)	

4°) Quels en sont les signes habituellement révélateurs ?	***15***
<u>Les 3 signes les plus fréquemment retrouvés sont :</u> • La **dysphagie (3),** typiquement : - Œsophagienne = > suit la déglutition volontaire et siège rétro-sternal - Organique = > prédominant sur les solides initialement, puis sur les semi-liquides et enfin les liquides, pouvant ainsi confiner à l'aphagie	***3***
• La **douleur (3),** qui peut être œsophagienne, cervicale voire de l'oreille en cas de lésion de la bouche œsophagienne (= otalgie réflexe comme dans les cancers ORL)	***3***
• **L'amaigrissement (3),** souvent multi-factoriel	***3***
<u>Sinon, le cancer peut être révélé par :</u> • Une complication : **hémorragie digestive (3), syndrome de compression médiastinale (2), fistulisation à la trachée (1)...** • Un syndrome para-néoplasique	***3*** ***1+2***

5°) Ce diagnostic est confirmé par l'examen d'anatomopathologie ; quel bilan d'extension réalisez-vous alors ?	***19***
<u>Extension loco-régionale :</u> • **Echo-endoscopie (3)**	***3***
• **Scanner cervico-thoracique (3)** sans et avec injection de produit de contraste	***3***
• **L'examen ORL (2)** et la **fibroscopie bronchique (2),** qui sont à réaliser afin de rechercher une 2nde localisation sur ce terrain à risque, participent également au bilan d'extension loco-régional	***2+2***
<u>Extension à distance :</u> • **Radio thorax (3)** et **échographie abdominale (3) :** systématiques	***3+3***
• **Scanner abdomino-pelvien (3)** généralement réalisé en complément du scanner cervico-thoracique déjà cité...	***3***

Ce bilan est négatif, on réalise en complément un bilan pré-thérapeutique avec les résultats suivants :
-P° O_2 = 61 mmHg, P° CO_2 = 42 mmHg, pH = 7,41
-VEMS = 45 % de la théorique, rapport de Tiffeneau à 40 %

6°) Qu'en pensez-vous ? Cela modifie-t-il votre opinion quant à un traitement curatif ? Expliquez. Que proposez-vous donc ?	***16***
P° O_2 < 70 mmHg, VEMS < 50 % et Tiffeneau < 50 % sont des **contre-indications** à une thoracotomie, donc **à un traitement chirurgical (5) !**	***5***
Non (1), le traitement chirurgical était déjà compromis par l'existence d'une **cirrhose Child C (5)**	***5***
Association **radio-chimiothérapie (5)**	***5***

Ce traitement semble efficace ; vos contrôles endoscopiques sont satisfaisants.
2 ans plus tard, le malade vous consulte car il a le sentiment depuis 2 semaines que les aliments se bloquent sur leur trajet. Vous réalisez donc une fibroscopie haute qui retrouve une lésion étendue du 1/3 moyen de l'œsophage ; votre bilan complémentaire met en évidence de multiples localisations secondaires...

7°) Quelle(s) « solution(s) » pouvez-vous proposer à M. L. pour son problème d'alimentation?	***15***
Alimentation fractionnée et surtout **semi-liquide/moulée/hachée (3)**...	***3***
Il est également bon de rappeler que cette alimentation doit être si possible hyper-calorique et hyper-protidique...	
Dilatation endoscopique (4) puis mise en place d'une **endo-prothèse (4)**	***4+4***
Gastrostomie d'alimentation (4) à l'extrême	***4***
L'association radio-chimiothérapie qui est souvent employée en situation palliative peut avoir un effet par réduction du volume tumoral. Il faudra cependant, utiliser des drogues différentes et éviter la radiothérapie.	

COMMENTAIRES DU DOSSIER

Q1)
L'échographie abdominale doit être réalisée si possible à chaque fois par le même opérateur.

Q3)
L'œsophagite peptique n'est pas un facteur de risque -en soit- de cancer de l'œsophage ; par ailleurs, le RGO chronique peut se compliquer d'endo-brachy-œsophage, qui est une métaplasie de l'œsophage et qui peut évoluer en dysplasie qui, comme toujours, fait le lit du cancer ; mais il s'agit là d'un adénocarcinome et non d'un carcinome épidermoïde !

Q7)
La mise en place d'une endo-prothèse est de plus en plus pratiquée avec succès ; devant la réapparition d'une dysphagie après un intervalle libre suivant la mise en place de la prothèse, il faut évoquer :

- Une migration de la prothèse
- Une résurgence tumorale au-delà/à distance de la prothèse

Et faire une nouvelle fibroscopie bien entendu...

DOSSIER 22

Mme M., 72 ans, consulte pour constipation et pesanteur abdominale ainsi que métrorragies de faible abondance. La patiente a perdu 5 kilos en 2 mois, mais reste en bon état général.
A l'examen, la patiente présente une volumineuse masse abdominale associée à une ascite de moyenne abondance.

1°) Décrivez les images suivantes.

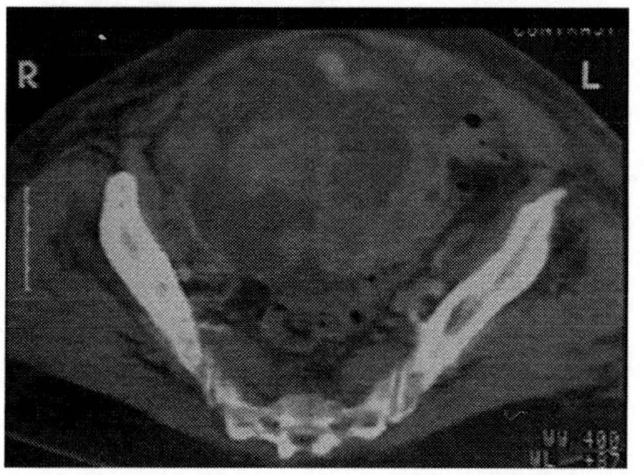

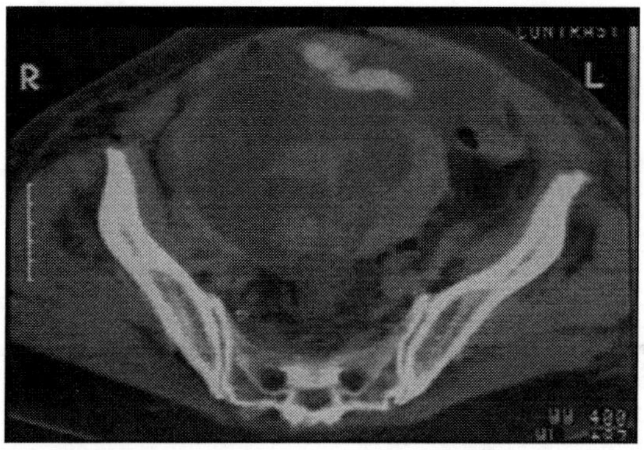

2°) Quel est le diagnostic le plus probable ?
3°) Quel geste devrez-vous faire pour confirmer le diagnostic ? Détaillez.
4°) Quels sont les types histologiques les plus fréquents de cette tumeur ?

En poursuivant l'interrogatoire, vous apprenez que la patiente a de lourds antécédents :

- **Antécédent personnel : adénocarcinome du sein apparu à 42 ans**
- **Antécédents familiaux :**
  - **Ses 2 sœurs, maintenant décédées, ont également souffert de néoplasie mammaire, respectivement à l'âge de 36 et 47 ans**
  - **Sa mère a présenté un cancer de l'ovaire, découvert à 67 ans.**

5°) Quel syndrome suspectez-vous ? Quelle en est la cause ?

DOSSIER CANCER DE L'OVAIRE

1°) Décrivez les images suivantes.	20
Tomodensitométrie (5) abdomino-pelvienne sans injection de produit de contraste.	5
Masses ovariennes bilatérales (5)	5
De contenu **hétérogène mixte solide et kystique (5)**	5
Présence de **végétations endokystiques avec cloisons (5)** et parois d'épaisseur inégales	5
Ascite	
<u>Conclusion :</u>	
Aspect en faveur d'une **néoplasie ovarienne.**	

2°) Quel est le diagnostic le plus probable ?	10
Cancer de l'ovaire (5) bilatéral (5)	5+5

3°) Quel geste devrez-vous faire pour confirmer le diagnostic ? Détaillez.	40
Hospitalisation	
Traitement chirurgical :	
• **Confirme le diagnostic de carcinome ovarien (3),** de carcinose péritonéale	3
• Permet la classification TNM	
Laparotomie exploratrice :	
Après consultation d'anesthésie et bilan pré-opératoire	
Après préparation colique	
Au bloc opératoire, sous anesthésie générale	
Sous antibioprophylaxie :	
Le premier temps **explore (5)** l'ensemble de la cavité abdominale	5
Une **cytologie péritonéale, prélèvement d'ascite (5)**	5
Un examen extemporané histologique	
Une **exérèse de l'ensemble des lésions macroscopiques : (5)**	5
Ovariectomie bilatérale (4), hystérectomie (4), omentectomie (4)	4+4+4
Appendicectomie, annexectomie exérèses des nodules de carcinose	
Si besoin, exérèse partielle colique, grêlique, vésicale	
Lymphadénectomie pelvienne et Lombo-aortique si exérèse complète (5)	5
Envoi des pièces en anatomopathologie (5)	5
Hémostase, fermeture plan par plan	
Surveillance.	

4°) Quels sont les types histologiques les plus fréquents des tumeurs dans cette localisation ?	***12***
Tumeurs épithéliales : • **Cystadénocarcinome séreux (4)** • **Cystadénocarcinome mucineux (4)** • Endométrioïde • A cellules claires • Tumeur à malignité limitée ou border line Tumeur germinale : **Séminomateuse** (dysgerminome) **(2)** Non séminomateuse : tératomes immatures, choriocarcinomes **Carcinomes embryonnaires, tumeur du sac vitellin (2)** Plus rares, les tumeurs du stroma ovarien	***4*** ***4*** ***2*** ***2***

5°) En poursuivant l'interrogatoire vous apprenez que la patiente a de lourds antécédents. Antécédent personnel : adénocarcinome du sein apparu à 42 ans. Antécédents familiaux : Ses 2 sœurs, maintenant décédées, ont également souffert de néoplasie mammaire, respectivement à l'âge de 36 et 47 ans. Sa mère a présenté un cancer de l'ovaire, découvert à 67 ans. Quel syndrome suspectez-vous ? Quelle en est la cause ?	***18***
Syndrome sein-ovaire (9) Lié à la mutation d'un gène suppresseur de tumeur • **BRCA1 ou BRCA2 (9)**	***9*** ***9***

DOSSIER 23

Mme A., 63 ans, consulte aux urgences pour douleur du membre supérieur gauche avec impotence fonctionnelle totale, de survenue brutale au cours d'un effort de soulèvement minime.
A l'examen, vous notez une déformation du bras gauche avec une tuméfaction en regard du siège de la déformation.
Vous réalisez la radiographie suivante :

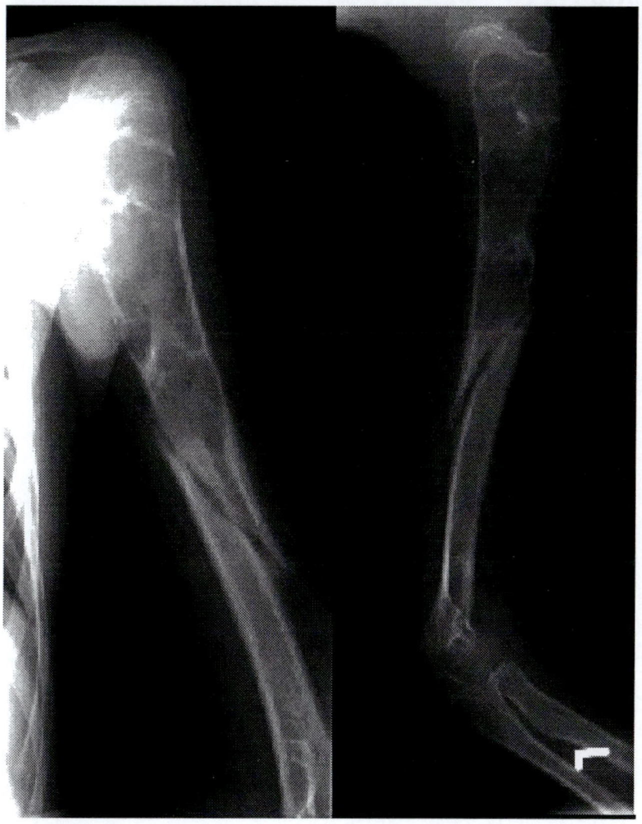

1°) Commentez cette imagerie.

2°) Quels sont les cancers les plus ostéophiles ?

3°) Quel bilan pouvez-vous proposez à cette patiente ?

Après résolution de cet épisode aigu, la patiente se plaint de douleur rachidienne qu'elle avait initialement mise sur le compte de tassements vertébraux ostéoporotiques. Les douleurs sont actuellement permanentes d'horaire mixte, insomniantes, résistantes aux antalgiques de niveau II.
Les localisations douloureuses correspondent à des métastases osseuses que vous aviez mises en évidence lors de votre bilan.

4°) Quels éléments sont en défaveur d'une pathologie dégénérative ?

5°) Quels traitements symptomatiques avez-vous à votre disposition ?

DOSSIER METASTASE OSSEUSE

1°) Commentez cette imagerie.	***12***
Radiographie de l'humérus gauche de **face** et de **profil (1)**	*1*
Fracture **spiroïde (1)** du **1/3 moyen (1)** de l'humérus **gauche (1)**	*1+1+1*
Aspect de **déminéralisation (2)** localisée de l'extrémité supérieure de l'humérus	*2*
Avec **amincissement de la corticale (1)**	*1*
Aspect en **logette (1)**	*1*
Ostéolyse (2)	*2*
Pas d'atteinte de l'articulation sus-jacente	
Au total, **fracture pathologique** du tiers moyen de l'humérus sur probable **métastase osseuse ostéolytique (2)**	*2*

2°) Quels sont les cancers les plus ostéophiles ?	***12***
• **Sein** • **Prostate** • **Poumon** • **Rein** • **Thyroïde** • **Mélanome (2 x 6)**	*6x2*

3°) Quel bilan pouvez-vous proposez à cette patiente ?	***30***
Bilan des autres sites d'atteintes osseuses :	
• Palpation des reliefs osseux	
• **Scintigraphie au technétium 99^{m} (3)**	*3*
Recherche d'un primitif :	
• Peau : **examen de l'ensemble du tégument (1)**	*1*
• Digestif : Hémoccult®	
- Recherche de **troubles du transit (1)**	*1*
- Fibroscopie œso-gastro-duodénale, coloscopie	
• Sein : **palpation mammaire bilatérale et comparative (2)**	*2*
- **Mammographie (2)**	*2*
• **Thyroïde : palpation (1)**	*1*
- Echographie	
• **Poumon : examen clinique (1)**	*1*
- **Radiographie du thorax (2)**	*2*
- Voire fibroscopie bronchique si terrain à risque	
• **Gynécologie : touchers pelviens (1)**	*1*
- Echographie pelvienne par voie abdominale et endo-vaginale	
• **Marqueurs tumoraux (1)**	*1*

Imagerie : **Tomodensitométrie thoraco-abdomino-pelvienne (5)** avec et sans injection de produit de contraste	5
Biopsie (2) de la lésion osseuse pour examen **anatomopathologique (1)** et orientation diagnostique.	2+1
Recherche d'autres localisations secondaires viscérales :	
• Examen des **aires ganglionnaires (2)**	2
• **Hépatomégalie, ascite, nodules de carcinose (2)**	2
• **Examen neurologique (1)**	1
• **Examen pulmonaire (1)**	1
• Biologie : **bilan hépatique, calcémie (1)**	1

4°) Quels éléments sont en défaveur d'une pathologie dégénérative ?	*16*
Clinique :	
• Horaire **inflammatoire ou mixte (2)**	2
• Niveau **supérieur à D7 (2)**	2
• **Douleur persistant plus de 8 semaines (2)**	2
• **Complication neurologique (2)**	2
Radiographique :	2
• **Aspect asymétrique du tassement (2)**	2
• **Aspect d'ostéolyse pédiculaire, corticale ou corporéale (2)**	2
• **Atteinte du mur vertébral postérieur (2)**	
Biologique :	
• Association à une **hypercalcémie (2)**	2

5°) Quels traitements symptomatiques avez-vous à votre disposition ?	*30*
Antalgiques (1) adaptés après **évaluation** de la douleur par une **échelle** adaptée **(2)**	1+2
Traitement par les **morphiniques : (5)**	5
• **Sulfate de morphine (1)** SKENAN® 30 mg, toutes les 12 heures à horaire fixe associé à	1
• **Chlorhydrate de morphine (1)** SEVREDOL® 10 mg toutes les 4 heures si besoin	1
Mesures adjuvantes : **laxatif, anti-émétique (2)**	2
Information (1) de la patiente	1
Sur **ordonnance sécurisée,** pour une durée de **28 jours (1)**	1
Si persistance de la douleur : **Radiothérapie (5)** 20 à 30 Gy sur la zone douloureuse en 1 à 2 semaine	5

Biphosphonates (5) freinent l'activité ostéolytique	*5*
Corticothérapie (3) à visée anti-œdémateuse	*3*
Contention orthopédique (1) par ceinture adaptée	*1*
Traitement chirurgical (1) : cimentoplastie vertébrale si respect du mur postérieur	*1*
Soutien psychologique (1), prise en charge de l'anxiété	*1*

COMMENTAIRES DU DOSSIER

Q5)

La radiothérapie a souvent un effet antalgique différé de 1 à 4 semaines.

DOSSIER 24

Marc, 22 ans, consulte pour une douleur du bras droit d'horaire mixte à renforcement nocturne, évoluant depuis 10 jours. L'examen clinique retrouve un empâtement de la partie supérieure du bras avec une douleur importante entraînant une impotence fonctionnelle, vous faites pratiquer la radiographie ci-dessous.

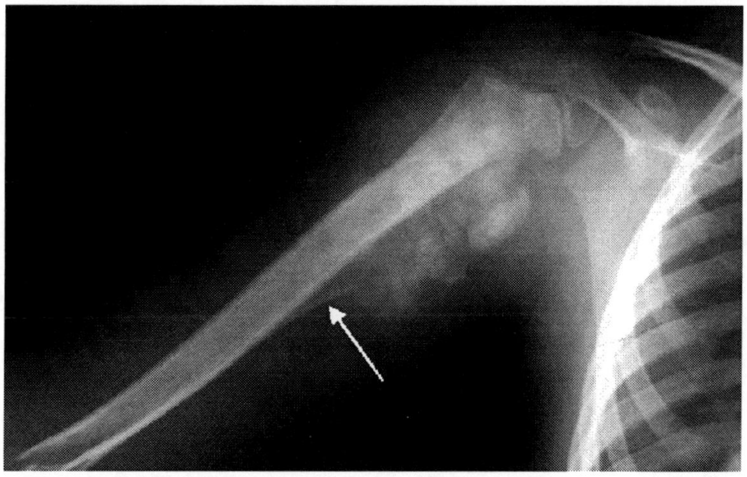

1°) Décrivez la radiographie ci-dessus.

2°) Vous suspectez le diagnostic d'ostéosarcome, quel bilan faites-vous ?

3°) Quelle alternative à une amputation de première intention pouvez-vous proposer à ce patient ?

4°) Quelle est la localisation métastatique préférentielle de l'ostéosarcome ?

5°) Quel est le pronostic d'un ostéosarcome ?

6°) Quels sont les principaux types de tumeurs osseuses primitives ?

7°) Quelle est la localisation préférentielle des 3 principaux types de tumeur osseuse primitive maligne ?

DOSSIER OSTEOSARCOME

1°) Décrivez la radiographie ci-dessus.	***20***
Radiographie de l'humérus **droit (3)**	***3***
• Dans la région **métaphysaire supérieure : (2)**	***2***
- Ostéolyse à limites floues, **rupture de la corticale (4)**	***4***
- **Eperon périosté (2)**	***2***
- **Envahissement des parties molles (3)**	***3***
- Calcification radiaire, **aspect en feu d'herbe (2)**	***2***
On suspecte un **ostéosarcome (4)**	***4***

2°) Vous suspectez le diagnostic d'ostéosarcome, quel bilan faites-vous ?	***30***
A visée diagnostique :	
• Radiographie centrée sur la lésion	
• **Tomodensitométrie et IRM** du bras droit **(10)**	***10***
• **Biopsie chirurgicale** de la lésion **(10)** avec envoi en anatomopathologie des pièces **(PMZ)**	***10*** ***PMZ***
Bilan d'extension :	
Radiographie du thorax, **tomodensitométrie thoracique (5)**	***5***
Scintigraphie osseuse (5)	***5***

3°) Quelle alternative à une amputation de première intention pouvez-vous proposer à ce patient ?	***10***
Chimiothérapie (3) néo-adjuvante (5) pendant 3 mois	***3+5***
Permet de **limiter l'étendue de la chirurgie (2)** et donc d'améliorer le pronostic fonctionnel	***2***

4°) Quelle est la localisation métastatique préférentielle de l'ostéosarcome ?	***5***
Localisations secondaires **pulmonaires (5)**	***5***

5°) Quel est le pronostic d'un ostéosarcome ?	***5***
Guérit dans plus de 80 % des cas (5)	***5***

6°) Quels sont les principaux types de tumeurs osseuses primitives ?	***15***
Bénignes :	
• **Ostéochondrome (2)**	***2***
• **Ostéome ostéoïde (3)**	***3***
• **Enchondrome (1)**	***1***
• **Kyste essentiel (1)**	***1***
• Granulome éosinophile	
• Chondroblastome bénin	
• **Tumeur à cellules géantes (2)**	***2***
Malignes :	
• **Ostéosarcome (2)**	***2***
• **Chondrosarcome (2)**	***2***
• **Sarcome d'Ewing (2)**	***2***
• Plasmocytome	

7°) Quelle est la localisation préférentielle des 3 principaux types de tumeur osseuse primitive maligne ?	***15***
Sarcome d'Ewing : les os plats (5), notamment : • Partie inférieure : bassin 25 % • Riche en moelle : diaphyse des os longs, côtes	***5***
Ostéosarcome : métaphyses des os longs (5) (extrémité inférieure du fémur et supérieure du tibia)	***5***
Chondrosarcome : bassin, ceinture scapulaire (5)	***5***

COMMENTAIRES DU DOSSIER

Q2)
Scintigraphie osseuse à la recherche d'autres foyers tumoraux

Q3)
Modalité de traitement élective actuellement de l'ostéosarcome

Q5)
Tous stades confondus

DOSSIER 25

M. B., 63 ans, vous est adressé pour exploration d'ictère ; cela fait 2 ou 3 semaines que le patient et son entourage ont remarqué cette couleur jaune tout à fait inhabituelle sur sa peau ; il s'agit du 1er épisode de ce type.
M. B. n'a pas d'antécédents particuliers, il est simplement fatigué ces derniers temps et a perdu 2 kilos ; il décrit également des douleurs abdominales intenses mais fluctuantes, enfin il se gratte beaucoup et sans savoir pourquoi...
Votre examen retrouve un ictère franc cutanéo-muqueux chez ce patient à la mine altérée ; la prise des constantes ne révèle aucune anomalie ; le reste de votre examen clinique est sans particularité...

1°) Quels sont les grands cadres étiologiques d'ictère ?

2°) Quels arguments vous font suspecter ici une étiologie cancéreuse ?

On réalise en 1er lieu une échographie de l'abdomen ; celle-ci met en évidence des voies biliaires dilatées ainsi qu'une lésion pancréatique hypo-échogène d'allure tissulaire, située au niveau de la tête.

3°) Quel diagnostic suspectez-vous ? Quelles autres informations attendez-vous de l'échographie abdominale ?

4°) Quel est le bilan d'extension de la maladie ?

5°) Quels sont les diagnostics différentiels ?

6°) Quel est le traitement curatif possible de cette affection ? Quelles en sont les contre-indications ? En cas de découverte « au dernier moment » d'une contre-indication à ce traitement curatif, quelle solution palliative pouvez-vous envisager ?

7°) Le traitement curatif est effectué sans incident immédiat ; quelle en est la principale complication à court terme ?

8°) Quel est le pronostic à long terme après traitement ?

DOSSIER CANCER DU PANCREAS

1°) Quels sont les grands cadres étiologiques d'ictère ?	***15***
Ictère à **bilirubine libre (= non conjuguée) : (1)**	*1*
• Syndrome de **Gilbert (1)**	*1*
• **Hémolyse (1)**	*1*
Ictère à **bilirubine conjuguée (1)** (ou mixte) :	*1*
• Par **cholestase extra-hépatique : (1)**	*1*
- Lésion **tumorale (1)** (cancéreuse ++++)	*1*
- **Lithiase (1)** de la voie biliaire principale	*1*
- **Pancréatite (1)** chronique (fibrose et hypertrophie du pancréas, faux-kyste…)	*1*
- **Cholangite sclérosante primitive (1)**	*1*
• **Cholestase intra-hépatique : (1)**	*1*
- **Dysfonctionnement hépatocytaire (1) : hépatite (1)** (quelle qu'en soit la cause = alcoolique, virale, médicamenteuse...), **cirrhose (1)**	*1+1* *1*
- Obstruction des canalicules biliaires intra-hépatiques : **tumeur intra-hépatique (1)**	*1*
- Destruction des canalicules biliaires intra-hépatiques : **cirrhose biliaire primitive (1)**	*1*

2°) Quels arguments vous font suspecter ici une étiologie cancéreuse ?	***10***
Le caractère **continu et progressif (3)** de l'ictère (= ictère sans rémission, par opposition au caractère fluctuant de l'ictère lithiasique par exemple)	*3*
L'altération de l'état général **(3)**	*3*
L'absence de fièvre (2) (là encore, c'est un argument contre une lithiase)	*2*
Le **prurit (2)** (non spécifique mais plus évocateur de néoplasie)	*2*

On réalise en 1er lieu une échographie de l'abdomen ; celle-ci met en évidence des voies biliaires dilatées ainsi qu'une lésion pancréatique hypo-échogène d'allure tissulaire, située au niveau de la tête.

3°) Quel diagnostic suspectez-vous ? Quelles autres informations attendez-vous de l'échographie abdominale ?	***10***
Cancer de la tête du pancréas (5) (= adénocarcinome canalaire par argument de fréquence)	*5*
Il faut préciser :	
• Les **dimensions de la lésion (1)** et l'état du reste du pancréas (dilatation du canal de Wirsung ?)	*1*

• Lésions multifocales ?	1
• Aspect du **foie (1)** (hépatomégalie de stase ? métastases ?)	1
• L'**extension** aux organes de **voisinage (1)** (vaisseaux +++)	1
• L'existence **d'adénopathies (1)** satellites	1
• Une **ascite (1)** ou même des nodules de carcinose péritonéale	
• D'autres métastases intra-abdominales	

4°) Quel est le bilan d'extension de la maladie ?	**15**
Interrogatoire et examen clinique :	
Examens morphologiques :	
-Extension loco-régionale :	
• **Echo-endoscopie (5)** +++	5
• **Scanner abdomino-pelvien (5)** sans et avec injection de produit de contraste	5
-Extension à distance :	
• Examens déjà cités + **radiographie de thorax (5)** (+/- scanner thoracique si anomalies)	5
Examens biologiques : les marqueurs tumoraux : ACE et Ca 19. 9	
La cœlioscopie exploratrice peut être citée car fait parfois partie du bilan d'extension	

5°) Quels sont les diagnostics différentiels ?	**20**
Pancréatite chronique (5)	
Ampullome vatérien (5)	
Cholangio-carcinome (5) bas situé	
Autres tumeurs pancréatiques (5) :	
• Lymphome	
• Métastase	
• Tumeur neuro-endocrine	
• Tumeur kystique…	

6°) Quel est le traitement curatif possible de cette affection ? Quelles en sont les contre-indications ? En cas de découverte « au dernier moment » d'une contre-indication à ce traitement curatif, quelle solution palliative pouvez-vous envisager ?	**20**
Traitement chirurgical (2) :	2
• Laparotomie bi-sous-costale	
• Exploration, bilan des lésions +/- extemporané des ganglions si suspects	
• En l'absence de découverte peropératoire d'une contre-indication à une exérèse carcinologique = **duodéno-pancréatectomie céphalique (3)** (DPC)	3
+ **curage ganglionnaire (2)**	2
• Pièces opératoires adressées en **anatomopathologie (3)**	3

On distingue : -Les contre-indications liées au patient : **âge avancé (1), altération profonde de l'état général… (1)** -Les contre-indications liées à la maladie : • T : **extension (2)** tumorale majeure en particulier **vasculaire** (tronc porte, artère mésentérique supérieure…) • N : **adénopathies (2)** tumorales loco-régionales • M : **métastases (2)** En cas de découverte peropératoire d'une contre-indication à une exérèse, on effectuera une **double dérivation bilio-digestive** (2)	*1* *1* *2* *2* *2* *2*

7°) Le traitement curatif est effectué sans incident immédiat ; quelle en est la principale complication à court terme ?	**5**
La **fistule (5)** anastomotique pancréatique	**5**

8°) Quel est le pronostic à long terme après traitement ?	**5**
5 à 10 % de survie à 5 ans (5)	**5**

COMMENTAIRES DU DOSSIER

Q2)
La douleur ne peut être utilisée ici comme argument en faveur d'un cancer car elle n'est pas détaillée ; en effet, une douleur de type biliaire (épigastrique ou de l'hypochondre droit, avec irradiation dans l'épaule, vomissements…) serait en faveur d'une maladie lithiasique, tandis qu'une douleur pancréatique (épigastrique, à irradiation postérieure…) plaiderait plutôt -sans spécificité parfaite toutefois- pour une cause maligne…

Q6)
Comme on l'a déjà dit plus haut, l'opération peut débuter par une cœlioscopie exploratrice en cas de doute sur la re-sécabilité de la lésion notamment…
La double dérivation dérive :

- La bile par une anastomose cholédoco-duodénale ou cholédoco-jéjunale
- Et l'alimentation par une anastomose gastro-jéjunale.

Il est préférable de réaliser les deux, même si l'anastomose digestive n'est pas toujours indispensable. En effet, il n'y a pas d'augmentation de la morbidité du geste, mais on prévient un tiers de ré-intervention pour occlusion par la tumeur qui comprime le duodénum.

DOSSIER 26

Un jeune homme de 37 ans arrive aux urgences pour troubles de la conscience. Vous êtes frappé à son arrivée par sa physionomie. Il présente un aspect œdémateux majeur du visage. Sa femme, très inquiète, vous apprend qu'il était très fatigué depuis quelque temps et que son visage a changé depuis quelques jours et, cet après-midi, il a perdu connaissance, c'est alors qu'elle a appelé le SAMU.
Elle vous dit également que son mari est un grand fumeur, 2 paquets par jour depuis ses 15 ans et qu'il travaille dans une usine de recyclage de déchets nucléaires.

1°) Quel syndrome suspectez-vous devant ce tableau ?

2°) Quels éléments cliniques recherchez-vous pour compléter ce tableau ?

3°) Dans quelles pathologies peut-on retrouver ce syndrome ?

Vous prenez en charge le patient et, après un bilan complet, vous diagnostiquez un cancer bronchopulmonaire à petites cellules.

4°) Compte tenu du diagnostic, par quelles hypothèses pourriez-vous expliquer le tableau neurologique initial ?

5°) Quel est votre bilan d'extension et pré-thérapeutique ?

6°) Commenter l'imagerie, quelle est la principale hypothèse diagnostique compte tenu du contexte ?

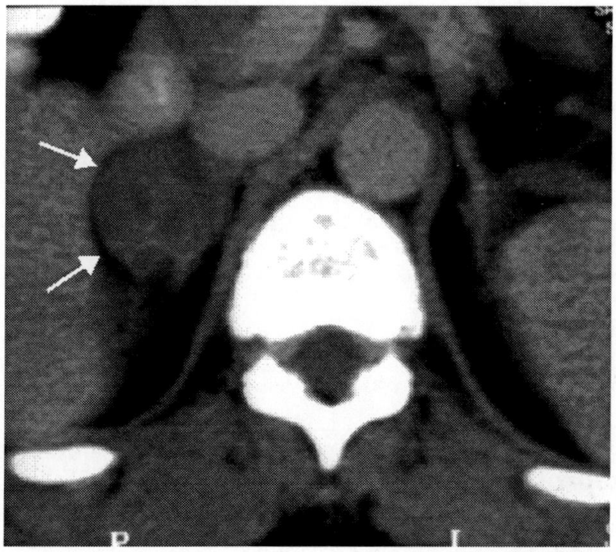

7°) Dans quel pourcentage des cancers pulmonaires à petites cellules les patients sont métastasés d'emblée ?

8°) Vous faites une poly-chimiothérapie associant étoposide et cisplatine, à la fin du traitement, le patient est en rémission complète, quelles sont ses chances de guérison ?

DOSSIER CANCER DU POUMON PETITES CELLULES

1°) Quel syndrome suspectez-vous devant ce tableau ?	***10***
Syndrome cave supérieur (10)	***10***

2°) Quels éléments cliniques recherchez-vous pour compléter ce tableau ?	***10***
Syndrome cave supérieur :	
• **Œdème des membres supérieurs, du cou et de la face en pèlerine (3)**	***3***
• **Circulation veineuse collatérale dans le territoire cave supérieur (2)**	***2***
• **Epanchements pleuraux et péricardique (1)**	***1***
Symptômes fonctionnels :	
• **Céphalées, troubles visuels (1)**	***1***
• **Altération de la conscience liée à l'hypertension intracrânienne (1)**	***1***
• **Nausées (1)**	***1***
• **Orthopnée (1)**	***1***

3°) Dans quelles pathologies peut-on retrouver ce syndrome ?	***7***
Cancer à petites cellules (2) (plus rarement un autre bronchopulmonaire primitif ou secondaire)	***2***
Lymphome malin non-hodgkinien (2)	***2***
Cancer du sein (2)	***2***
Thymome malin (1)	***1***
Plus rarement, maladie de Hodgkin, goitre endothoracique, séminome	

Vous prenez en charge le patient et, après un bilan complet, vous diagnostiquez un cancer bronchopulmonaire à petites cellules.

4°) Compte tenu du diagnostic, par quelles hypothèses pourriez-vous expliquer le tableau neurologique initial ?	***23***
Crise convulsive secondaire à : **(6)**	***6***
• **Hyponatrémie dans le cadre d'un syndrome de Swartz-Bartter (3)**	***3***
• **Métastase cérébrale (3)**	***3***
Hypertension intracrânienne par : **(6)**	***6***
• **Métastase cérébrale (2)**	***2***
• **Syndrome cave supérieur (3)**	***3***

5°) Quel est votre bilan d'extension et pré-thérapeutique ?	**25**
Bilan d'extension :	
• **Fibroscopie bronchique (5)** avec envoi des pièces pour examen histologique	5
• **TDM thorax avec coupes sur les surrénales (4)**	4
• **TDM cérébrale (3)**	3
• **TDM abdominale (2)**	2
• **Scintigraphie osseuse (2)**	2
• **Biopsie ostéo-médullaire (2)**	2
• **Marqueurs tumoraux : NSE, chromogranine (2)**	2
Bilan pré-thérapeutique :	
• **Hémogramme, hémostase, fonction rénale, bilan hépatique, calcémie (1)**	1
• Bilan pré-transfusionnel	
• **Bilan nutritionnel (2)**	2
• **ORL et stomatologique (2)**	2
• Fibroscopie œsophagienne si dysphagie	

6°) Commenter l'imagerie, quelle la principale hypothèse diagnostique compte tenu du contexte ?	**15**
Nodule surrénalien droit **(8)**	8
Hétérogène ne prenant pas le contraste (2)	2
Hypothèse **: métastase surrénalienne** du cancer bronchopulmonaire **(5)**	5

7°) Dans quel pourcentage des cancers pulmonaires à petites cellules les patients sont métastasés d'emblée ?	**5**
75 % (5)	5

8°) Vous faites une poly-chimiothérapie associant étoposide et cisplatine, à la fin du traitement, le patient est en rémission complète, quelles sont ses chances de guérison ?	**5**
Il présente une forme initialement métastatique, donc une **médiane de survie de 9 mois (2)**	2
Taux de survie à 5 ans en rémission est **de moins de 5 % (3)**	3

COMMENTAIRES DU DOSSIER

Q8)

La chimio-sensibilité initiale de ces tumeurs est excellente, mais la récidive est constante.
Devant cette forme métastatique, on ne propose pas d'irradiation cérébrale prophylactique, même en cas de rémission complète.
On propose l'irradiation prophylactique cérébrale en cas de rémission complète d'une forme initialement localisée.

La classification TNM du poumon ne s'applique pas au cancer à petites cellules, on différencie l'atteinte d'un champ pulmonaire, de 2 champs et les formes métastatiques.

En cas de forme localisée à un hémithorax, on ne propose pas de chirurgie mais la radiothérapie.

DOSSIER 27

M. S., 56 ans, vient vous consulter pour une anomalie de sa radiographie du thorax. Celle-ci a été réalisée de façon systématique par la médecine du travail de l'usine de freins où il travaille. Ses antécédents se limitent à une toux rebelle à prédominance matinale.
Le patient a fumé 60 paquets années et présente un hippocratisme digital.
Il vous précise qu'une radiographie réalisée 3 ans auparavant avait été considérée comme normale.

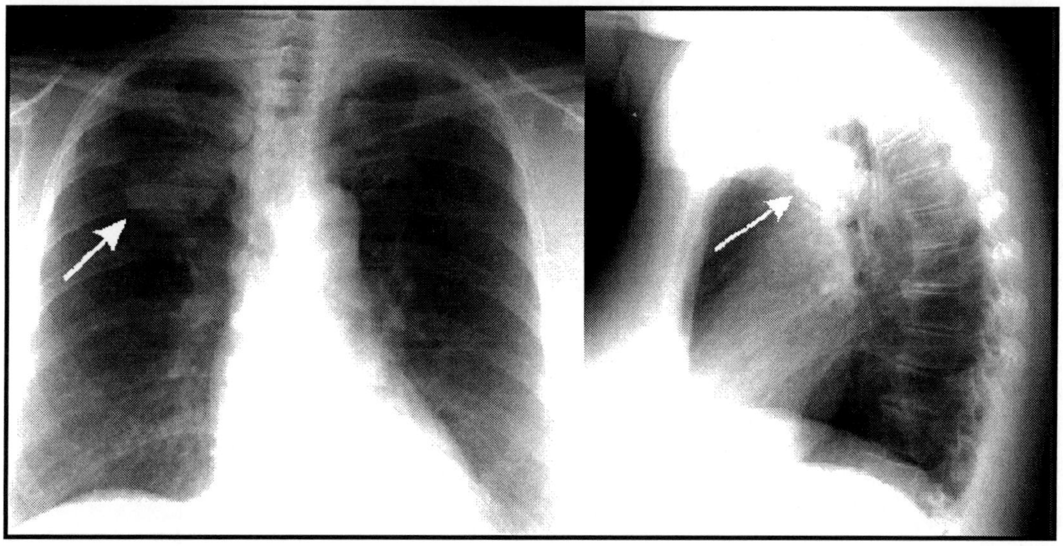

1°) Décrivez l'imagerie.
2°) Quel est le stade probable de ce cancer dans la classification TNM, sur quels critères ?
3°) Quel examen d'imagerie faites-vous en première intention ?
4°) Quel examen permettra de faire le diagnostic ?
5°) Quelle est l'indication du PET-scan dans les cancers bronchopulmonaires non à petites cellules ?

L'examen anatomopathologique vous confirme qu'il s'agit d'un carcinome épidermoïde.
Le reste du bilan montre un cancer de 4 cm envahissant la plèvre viscérale mais pas la paroi, sans épanchement pleural et sans atteinte de la bronche souche droite.
Le reste du bilan d'extension est négatif.

6°) Pouvez-vous opérer ce patient ? Quels examens faites-vous pour vous en assurer ?
7°) Quels sont les différents types histologiques de cancers non à petites cellules et leurs marqueurs tumoraux respectifs ?

Le patient est opéré. Les suites chirurgicales sont simples, le patient récupère complètement et reçoit une radiothérapie complémentaire bien tolérée. 6 mois après la fin des traitements, le patient revient vous voir avec une dyspnée NYHA 3 d'aggravation progressive avec une toux sèche. La radiographie montre des images réticulo-interstitielles prédominant aux bases, avec des lignes de B de Kerley.

8°) Quelle hypothèse diagnostique principale évoquez-vous ?

DOSSIER CANCER DU POUMON
CARCINOME EPIDERMOIDE

1°) Décrivez l'imagerie	***15***
Radiographie pulmonaire **de face et de profil (2)**	***2***
Opacité intra-parenchymateuse (3)	***3***
• **Lobaire supérieure droite (3)**	***3***
• **Aux contours irréguliers (1)**	***1***
• **Grossièrement arrondie (1)**	***1***
• **Dense, homogène (1)**	***1***
• **Dont la taille dépasse 3 cm (2)**	***2***
Pas d'anomalie médiastinale, adénopathie	
Pas d'autres anomalies, atélectasie, épanchement	
Sur le profil, on suspecte une atteinte pleurale (2)	***2***

2°) Quel est le stade probable de ce cancer dans la classification TNM, sur quels critères ?	***10***
T2N0M0 (6)	***6***
Tumeur de plus de 3 cm avec atteinte de la plèvre viscérale (2)	***2***
A plus de 2 cm de la carène (1)	***1***
Pas d'atélectasie pulmonaire (1)	***1***

3°) Quel examen d'imagerie faites-vous en première intention ?	***15***
Tomodensitométrie pulmonaire (10)	***10***
Sans et avec injection de produit de contraste (2)	***2***
En fenêtre parenchymateuse et médiastinale (3)	***3***

4°) Quel examen permettra de faire le diagnostic ?	***15***
Fibroscopie bronchique (10)	***10***
Sous anesthésie locale	
Après information du patient	
Permet de **visualiser tumeur endo-bronchique ou infiltration de la tumeur,** sténose extrinsèque, élargissement d'un éperon **(1)**	***1***
Localisation de la tumeur	
Permet biopsie si lésion visible et sur les éperons adjacents jusqu'à la carène	
Aspiration pour cytologie (2)	***2***
Suivie de l'analyse **de l'expectoration dans les 3 jours suivants (1)**	***1***
Permet d'éliminer un 2ème primitif	
Envoi des biopsies pour **examen anatomopathologique (1 PMZ)**	***1PMZ***

5°) Quelle est l'indication du PET-scan dans les cancers bronchopulmonaires non à petites cellules ?	***10***
Niveau de preuve A : • **Diagnostic de malignité d'une lésion pulmonaire isolée de plus de 1 cm sans critères définitifs de bénignité en imagerie (3)** • **Détermination de l'extension loco-régionale et à distance notamment surrénalienne (3)** Niveau de preuve B : • **Diagnostic de malignité d'une lésion pulmonaire de moins de 1 cm (2)** • **Diagnostic différentiel entre récidive ou maladie résiduelle et de fibrose post-thérapeutique (2)**	***3*** ***3*** ***2*** ***2***

L'examen anatomopathologique vous confirme qu'il s'agit d'un carcinome épidermoïde.
Le reste du bilan montre un cancer de 4 cm envahissant la plèvre viscérale mais pas la paroi, sans épanchement pleural et sans atteinte de la bronche souche droite.
Le reste du bilan d'extension est négatif.

6°) Pouvez-vous opérer ce patient ? Quels examens faites-vous pour vous en assurer ?	***15***
Oui (5) On pratiquera une **intervention chirurgicale à visée curatrice (1)** Compte tenu du caractère limité de la lésion sans envahissement des structures nobles → Lobectomie ou pneumonectomie, curage ganglionnaire médiastinal avec chimiothérapie adjuvante suivie de radiothérapie Examens bilan général et cardiovasculaire : • **EFR (3)** pour mesure des VEMS, VEMS (CV, évaluation de la VEMS post-opératoire) • Souvent, on fera également une **scintigraphie pulmonaire de perfusion (2)** • **Gazométrie artérielle (1)** • **Consultation d'anesthésie (1)** • **Bilan de l'état général** notamment **nutritionnel (1)** • Bilan cardiologique **ECG,** parfois **échocardiogramme (1)**	***5*** ***1*** ***3*** ***2*** ***1*** ***1*** ***1*** ***1***

7°) Quels sont les différents types histologiques de cancers non à petites cellules et leurs marqueurs tumoraux respectifs ?	***10***
Epidermoïde (2) • **SCC** *squamous cell carcinoma* **(1)** **Adénocarcinome (2)** • **ACE (1)** **Cancer bronchopulmonaire à grandes cellules (2)** • **ACE (variante d'adénocarcinome) (1)** **Bronchiolo-alvéolaire : pas de marqueurs (1)**	***2*** ***1*** ***2*** ***1*** ***2*** ***1*** ***1***

8°) *Quelle hypothèse diagnostique principale évoquez-vous ?*	*10*
Lymphangite carcinomateuse (10)	*10*

COMMENTAIRES DU DOSSIER

Q3)

La TDM :

Permet d'apprécier la masse tumorale

Recherche d'une 2ème localisation, d'une extension à la paroi, d'adénopathie médiastinale, d'un épanchement pleural

Permet d'apporter des arguments en faveur du diagnostic et de stadifier la maladie

Q5)

Niveaux de preuves :

Niveau de preuve	Description	Grade de recommandation
1	Grands essais randomisés avec résultats positifs et faible taux d'erreurs alpha et bêta (puissance forte)	A
2	Petites études randomisées avec résultats incertains (risque élevé d'erreur et/ou faible puissance). Susceptibles d'être transformées en niveau 1 par méta-analyse	B
3	Suivi de cohortes	C
4	Comparaison de cohortes d'époques ou de lieux différents	C
5	Séries de cas sans contrôle	C

Grade des recommandations

[extrait de la partie méthodologique des recommandations de l'ANAES]

Selon le niveau de preuve des études sur lesquelles elles sont fondées, les recommandations proposées sont classées en grade A, B ou C selon les modalités suivantes

- Une recommandation de grade A est fondée sur une preuve scientifique établie par des études de fort niveau de preuve, par exemple des essais comparatifs randomisés de forte puissance et sans biais majeur et/ou méta-analyse d'essais contrôlés randomisés, analyse de décision basée sur des études bien menées
- Une recommandation de grade B est fondée sur une présomption scientifique fournie par des études de niveau intermédiaire de preuve, par exemple essais comparatifs randomisés de faible puissance, études comparatives non randomisées bien menées, études de cohortes
- Une recommandation de grade C est fondée sur des études de moindre niveau de preuve, par exemple études cas-témoins, séries de cas.

DOSSIER 28

Vous voyez en consultation d'oncologie M. S., 62 ans, qui se présente avec son scanner sous le bras. Celui-ci a été réalisé dans le cadre d'un bilan pour colique néphrétique à répétition. Il a pour principal antécédent une broncho-pneumopathie obstructive post-tabagique.

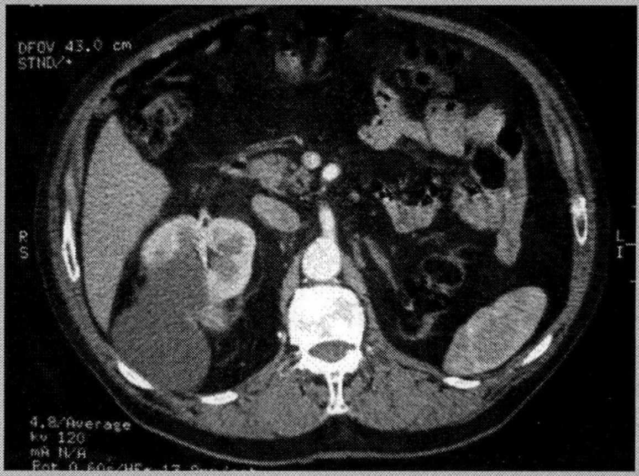

Vous évoquez un cancer du rein droit.

1°) Quels sont les modes de découverte les plus fréquents des cancers du rein ?
2°) Quel est le type histologique le plus fréquemment retrouvé ?
3°) Quels sont les diagnostics différentiels devant une tumeur rénale ?
4°) Quel est le traitement électif du cancer rénal localisé ?
5°) Quels conseils donnez-vous à la suite de la chirurgie ?

2 ans et demi après l'opération, au cours du suivi, vous découvrez sur un scanner du thorax, une métastase pulmonaire du lobe supérieur gauche. La scintigraphie osseuse est normale, cette localisation secondaire semble isolée.

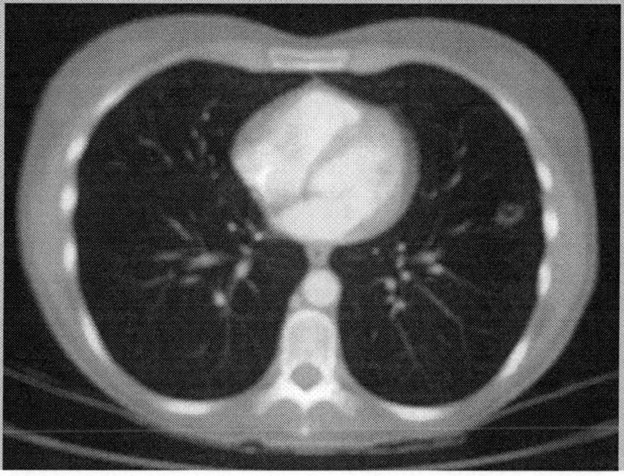

6°) Quelle thérapeutique pouvez-vous lui proposer ?
7°) Quels sont les facteurs de mauvais pronostic pour un cancer du rein métastatique ?
8°) Quels sont les sites de dissémination métastatique d'un cancer du rein ?

DOSSIER CANCER DU POUMON - ADENOCARCINOME

1°) Quels sont les modes de découverte les plus fréquents des cancers du rein ?	***16***
Symptômes généraux :	
• **Altération de l'état général, asthénie, amaigrissement, anorexie (1)**	*1*
• **Anémie (1)**	*1*
• Fébricule **(1)**	*1*
• Phlébites récidivantes **(1)**	*1*
Symptômes urologiques :	
• **Hématurie (1)**	*1*
• **Lombalgie (1)**	*1*
• **Masse des fosses lombaires (1)**	*1*
Syndromes paranéoplasiques :	
• **Polyglobulie (1)** par sécrétion d'érythropoïétine	*1*
• **Hypercalcémie** par sécrétion de **PTH-like (1)**	*1*
• **Perturbation du bilan hépatique** ou **syndrome de Stauffer (1)**	*1*
• **Hypertension artérielle (1)** par sécrétion de rénine	*1*
• Amylose	
Découverte fortuite (3) sur un examen d'imagerie.	*3*
Dû à l'extension locale :	
• **Œdème d'un membre inférieur**	
• **Varicocèle gauche**	
Métastatique d'emblée :	
• **Douleur osseuse ou fracture pathologique (1)**	*1*
• **Métastase(s) pulmonaire(s) (1)**	*1*

2°) Quel est le type histologique le plus fréquemment retrouvé ?	***5***
Adénocarcinome à cellules claires (5)	*5*

3°) Quels sont les diagnostics différentiels devant une tumeur rénale ?	***8***
-Bénin :	
• **Angiomyolipome (2)**	*2*
• **Oncocytome (1)**	*1*
• **Kystes atypiques (2)**	*2*

-Malins : • Primitif du rein : tumeur tubulo-papillaire • **Cellules chromophobes (1)** • **Carcinome de Bellini (1)** • Carcinome sarcomatoïde • Fibrosarcome • Tumeur neuro-ectodermique carcinoïde, tumeur à petites cellules • Lymphomes • **Métastases rénales (1)** • Tumeurs para-rénales : sarcomes rétro-péritonéaux et tumeurs surrénaliennes	 *1* *1* *1*

4°) Quel est le traitement électif du cancer rénal localisé ?	*18*
Chirurgie à visée curative : (4) • **Néphrectomie élargie (10)** • Emportant le fascia de Gérota • Avec **curage ganglionnaire hilaire (2)** • Après **ligature première du pédicule rénal (2)** Envoi de la pièce pour examen anatomopathologique **(PMZ)**	*4* *10* *2* *2* *PMZ*

5°) Quels conseils donnez-vous à la suite de la chirurgie ? (6)	*6*
Pas de produits néphrotoxiques (2) **Boissons abondantes (2)** **Régime hypoprotidique** si insuffisance rénale séquellaire **(2)**	*2* *2* *2*

2 ans et demi après l'opération, au cours du suivi, vous découvrez sur un scanner du thorax, une métastase pulmonaire du lobe supérieur gauche. La scintigraphie osseuse est normale, cette localisation secondaire semble isolée.

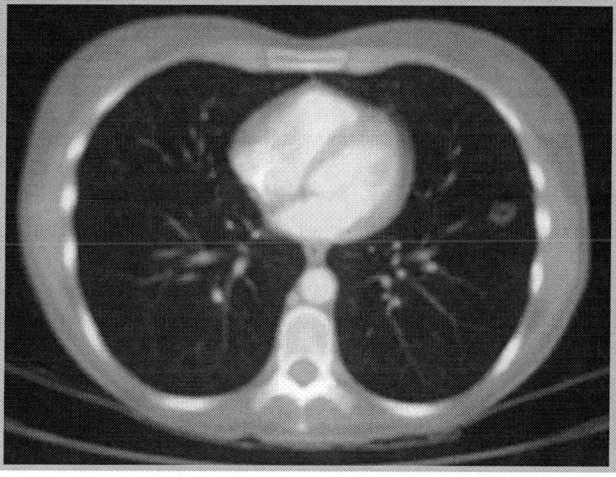

6°) Quelle thérapeutique pouvez-vous lui proposer ?	***25***
Traitement à visée **palliative (5)**	***5***
Immunothérapie (8)	***8***
Interleukine 2 (2)	***2***
Et/ou	
Interféron α (2)	***2***
Avec au mieux **inclusion dans un protocole** après obtention de son accord	
Thérapie ciblée anti-angiogénique **(2)** Sutent® Sunitib **(1)** Avastin® Bevacizumab **(1)**	***2+1+1***
	4
Traitement chirurgical	
Métastesectomie pulmonaire (4)	
Avec envoi de la pièce pour examen anatomopathologique	

7°) Quels sont les facteurs de mauvais pronostic pour un cancer du rein métastatique ?	***10***
Indice de performance (3) OMS > 1	***3***
Perte de poids (2) > 10 %	***2***
Métastases multiples (2)	***2***
Intervalle libre entre cancer primitif et rechute métastatique < **1 an (3)**	***3***

8°) Quels sont les sites de dissémination métastatique d'un cancer du rein ?	***12***
Pulmonaire 75 % **(3)**	***3***
Osseux 40 % **(2)**	***2***
Hépatiques 20 % **(2)**	***2***
Surrénalien 10 % **(2)**	***2***
Cérébraux 10 % **(1)**	***1***
Rein adelphe (1)	***1***
Cutanée (1)	***1***
Sous-cutanée	

COMMENTAIRES DU DOSSIER

Q6)

Compte tenu de l'évolution lente des cancers du rein, on propose le traitement au coup par coup des localisations métastatiques, notamment chirurgicalement si possible.

Cette attitude qui permet des survies prolongées n'enlève rien au caractère palliatif du traitement du fait de son pronostic constamment fatal.

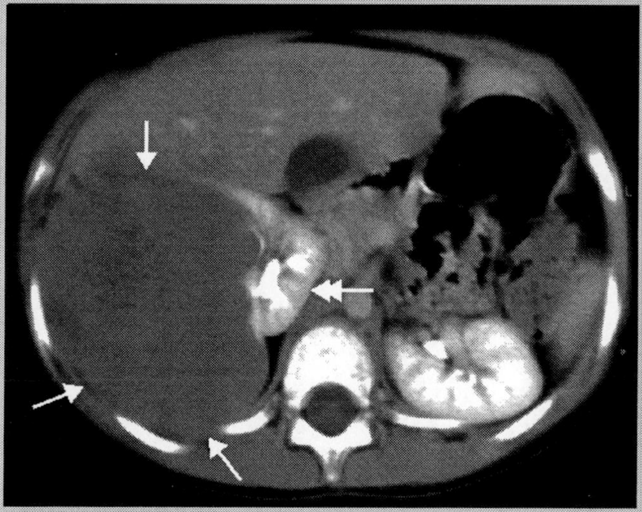

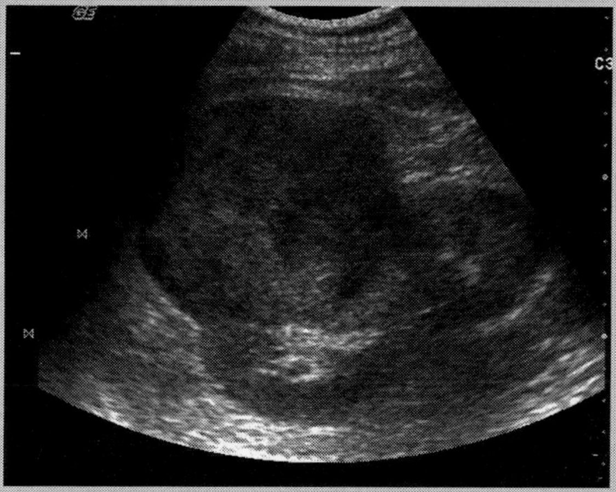

DOSSIER 29

Une jeune femme de 36 ans se présente aux urgences, elle est primigeste, enceinte de 37 SA, elle se plaint d'une douleur croissante du sein droit évoluant depuis 2 semaines.
A l'examen, elle présente un sein droit inflammatoire dans son ensemble, sensible à la palpation, avec des adénopathies axillaires droites sensibles et mobiles, ainsi qu'un écoulement mamelonnaire séro-sanglant. Le reste de l'examen clinique est normal, hormis une température élevée à 38,6°C.

1°) Quelles sont vos hypothèses diagnostiques ?
2°) Quel bilan réalisez-vous ?
3°) Commentez les images ci-dessous.
4°) Vous réalisez une biopsie percutanée qui montre un adénocarcinome canalaire infiltrant, qu'attendez-vous de l'examen anatomopathologique ?
5°) Quel bilan réalisez-vous alors ?

Le bilan réalisé ne montre pas d'autre anomalie.
La patiente accouche spontanément d'un beau bébé en bonne santé.

6°) Vous optez pour une chimiothérapie néo-adjuvante de type FEC 100, expliquez en quoi elle consiste.

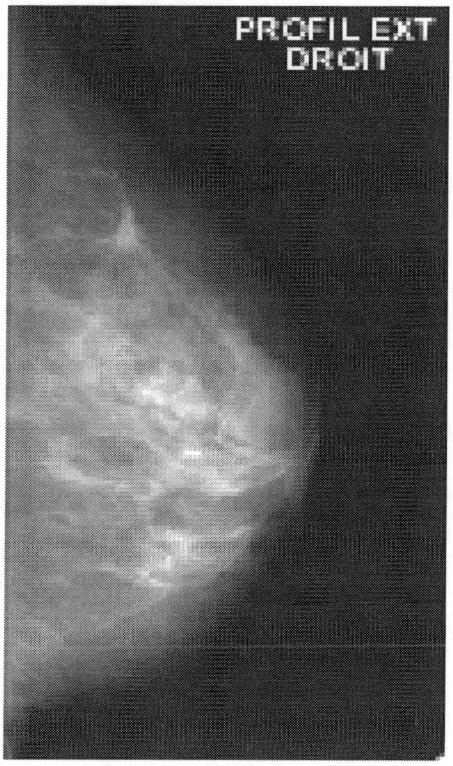

Agrandissement :

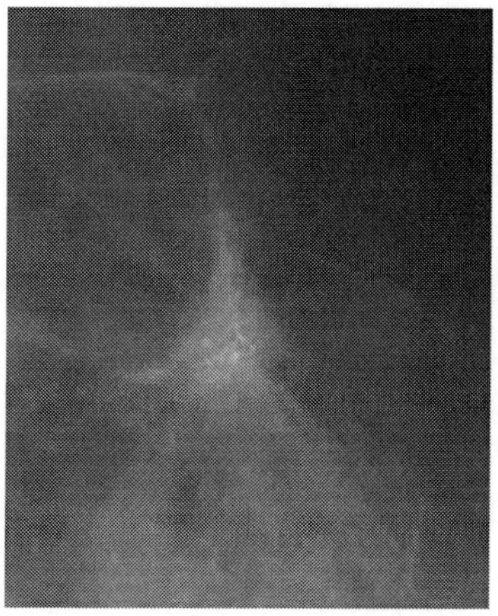

DOSSIER CANCER DU SEIN

1°) Quelles sont vos hypothèses diagnostiques ?	**15**
Les hypothèses sont :	
• Cancéreuses : **pseudomastite carcinomateuse ou cancer du sein inflammatoire (10)**	*10*
• Infectieuses : **abcès lactationnel ou galactophorite abcédée (3)**	*3*
• **Mastite subaiguë (1)**	*1*
• Fonctionnelle : **rupture de kyste (1)**	*1*

2°) Quel bilan réalisez-vous ?	**30**
Bilan clinique	
Interrogatoire	
Antécédents personnels et familiaux : (3)	*3*
• **Néoplasie mammaire (2)**	*2*
• **Autres pathologies du sein, kyste, mastose (2)**	*2*
Déroulement de la grossesse	
Vie hormonale, **âge pubertaire (2)**	*2*
Mode d'apparition et d'évolution de la lésion	
Examen clinique	
Examen **mammaire (2) bilatéral et comparatif (2),** inspection, palpation couchée et debout	*2+2*
→ Faire un schéma daté et signé	
Recherche du **signe de Budin (3),** (*trace de pus persistante sur la compresse lors de la pression mammelonnaire*)	*3*
Recherche adénopathies (2) axillaires, sus-claviculaires, d'une hépatomégalie, de douleurs osseuses, d'un épanchement pleural.	*2*
Bilan infectieux	
Examen cytobactériologique de l'écoulement (2)	*2*
Hémocultures avec recherche à titre systématique de *Listeria Monocytogenes* **(1)**	*1*
Examen cytobactériologique des urines **(1)**	*1*
Bilan carcinologique	
Examen cytologique de l'écoulement	
Mammographie bilatérale et comparative en 3 incidences **(3)**	*3*
Echographie mammaire bilatérale, car il s'agit d'une femme jeune aux seins denses **(2)**	*2*
Ponction cytologique ou **histologique (3)**	*3*
Bilan d'accouchement, la grossesse étant à terme, on discutera le déclenchement.	

3°) Commentez les images ci-dessous.	***10***
Il s'agit d'une **mammographie (2)**	***2***
• Du sein droit cliché de profil	
• Qui montre	
• Une **opacité hétérogène spiculée (2)**	***2***
• Dans le quadrant supéro-externe	
• Avec attraction tégumentaire	
• **Présence de micro-calcifications (2)**	***2***
• **Halo clair péri-lésionnel (2)**	***2***
• Le reste du parenchyme est dense	
Au total, **image à forte probabilité de malignité (2)**	***2***
(ACR 5 dans la classification des anomalies mammographiques)	

4°) Vous réalisez une biopsie percutanée qui montre un adénocarcinome canalaire infiltrant, qu'attendez-vous de l'examen anatomopathologique ?	***10***
<u>L'étude histologique permet :</u>	
• Le diagnostic	
• Déterminer le type histologique	
• Evaluation du score **histo-pronostique de Scarff-Bloom-Richardson (5)**	***5***
• Détection de la **présence de récepteurs hormonaux (5)**	***5***
• Recherche d'une surexpression de c-erb 2	

5°) Quel bilan réalisez-vous alors ?	***20***
<u>Bilan d'extension</u>	
Local :	
• Taille tumorale	
• Siège tumoral	
• Multifocalité	
• Signes inflammatoires, ici PEV 3	
Loco-régional :	
• **Aires ganglionnaires** axillaires et sus-claviculaires **(5)**	***5***
<u>Bilan Général</u>	
• **Marqueur sérique : Ca 15-3 (2)**	***2***
• **Bilan hépatique, calcémie (2)**	***2***
• **Echographie abdomino-pelvienne (2)**	***2***
• **Radiographie du thorax face et profil (2)**	***2***
• (TDM thoraco-abdomino-pelvienne acceptée)	
• **Scintigraphie osseuse** réalisée ici à cause du caractère inflammatoire et donc agressif **(2)**	***2***
• Tomodensitométrie cérébrale si point d'appel	

Bilan pré-thérapeutique **Echographie cardiaque (5)** Biologique : • Hémogramme plaquettes • Fonction rénale : urée, créatinine • Groupe ABO, Rh, RAI (normalement déjà fait car patiente enceinte)	*5*

Le bilan réalisé ne montre pas d'autre anomalie.
La patiente accouche spontanément d'un beau bébé en bonne santé.

6°) Vous optez, après réunion multidisciplinaire, pour une chimiothérapie néo-adjuvante de type FEC 100, expliquez ces termes.	***15***
Cures de poly-chimiothérapie anti-mitotique :	
• Par voie intraveineuse	
• Après mise en place d'une chambre implantable	
• **Réalisée avant la chirurgie (5)**	*5*
• Visant à diminuer la taille tumorale et l'inflammation locale	
• Comporte :	
- **5 Fluorouracile (3)**	*3*
- Epirubicine®, adriamycine à la dose de 100 mg/m^2 **(3)**	*3*
- Endoxan®, cyclophosphamide **(3)**	*3*
• Toutes les 3 semaines **(1)**	*1*

COMMENTAIRES DU DOSSIER

Les cancers du sein inflammatoires sont proportionnellement plus fréquemment rencontrés au cours de la grossesse.

Les mammographies et les scintigraphies osseuses sont à discuter au cas par cas pendant la période gravidique. Au mieux, on les réalisera après la fin de l'organogenèse (1er trimestre), on peut éventuellement leur substituer des examens telles l'échographie ou l'IRM.

Le caractère inflammatoire d'un cancer du sein constitue un élément de mauvais pronostic.
On peut en faire le diagnostic par une biopsie cutanée qui montrerait une lymphangite carcinomateuse du derme, la biopsie d'un ganglion axillaire ou d'une masse palpable.

Il contre-indique la chirurgie initiale et nécessite la pratique d'une chimiothérapie néo-adjuvante.

Anomalies mammographiques dans la classification ACR par l'ANAES :

- Type 1 : micro-calcifications annulaires à centre clair, ou rhomboédriques, ou rondes sur les faces et sédimentées (en « tasse de thé ») sur les profils, toutes de signification bénigne
- Type 2 : micro-calcifications rondes et régulières. Elles sont en principe bénignes, mais leur groupement et leur distribution doivent être analysés
- Type 3 : micro-calcifications pulvérulentes ou « poussiéreuses », très fines. Leur signification est incertaine et dépend de leur groupement et de leur distribution
- Type 4 : micro-calcifications irrégulières, granuleuses, à contours angulaires. Elles sont suspectes, beaucoup de CICS se traduisent par des calcifications de ce type
- Type 5 : correspond à des calcifications souvent appelées « vermiculaires », qu'il vaudrait mieux décrire comme linéaires ou ramifiées, en « branchages ». Elles peuvent suivre le dessin d'un canal galactophore. Elles sont très évocatrices de malignité.

DOSSIER 30

Mme C., 57 ans, vient vous voir en consultation. Elle a été traitée, il y a 6 ans, pour un adénocarcinome canalaire du sein gauche $T_1N_0M_0$ par chirurgie conservatrice, chimiothérapie adjuvante et radiothérapie loco-régionale.

1°) Décrivez la surveillance dont a bénéficié cette femme.

2°) Quels sont ses objectifs ?

3°) La patiente a reçu un autre traitement. Quel est-il ? Pendant combien de temps est-il prescrit ?

4°) Quels sont ses effets secondaires ?

5°) Quels marqueurs tumoraux sériques pouvez-vous utiliser dans le cancer du sein ?

6°) La patiente demande si elle peut recevoir un traitement hormonal substitutif. Que lui répondez-vous ? Que lui proposez-vous ?

DOSSIER CANCER DU SEIN

1°) Décrivez la surveillance dont a bénéficié cette femme.	***20***
Examen clinique régulier (10) **Semestriel pendant 5 ans puis annuel (5)** Examen paraclinique : • **Mammographie bilatérale annuelle (3)** • Echographie si seins denses **(2)**	***10*** ***5*** ***3*** ***2***

2°) Quels sont ses objectifs ?	***20***
• Détection d'une **récidive loco-régionale curable (5)** • **Diagnostic précoce** d'un cancer **controlatéral (5)** • Surveiller et traiter **les complications iatrogènes** (lymphœdème après la radiothérapie, cancer de l'endomètre sous tamoxifène) **(5)** • **Soutien** psychologique, aide à la **réinsertion (2)** • Recherche d'une évolution **métastatique** symptomatique **(3)**	***5*** ***5*** ***5*** ***2*** ***3***

3°) La patiente a reçu un autre traitement. Quel est-il ? Pendant combien de temps est-il prescrit ?	***10***
Elle a reçu une **hormonothérapie adjuvante (3)** Femme ménopausée donc anti-aromatase Femara®, Arimidex® **(5)** Pendant 5 ans **(2)**	***3*** ***5*** ***2***

4°) Quels sont ses effets secondaires ?	***10***
Arthralgies +++ (6) Myalgies, douleurs osseuses **(1)** Bouffées de chaleur **(1)** Asthénie **(1)** Prise de poids **(1)**	***6*** ***1*** ***1*** ***1*** ***1***

5°) Quels marqueurs tumoraux sériques pouvez-vous utiliser dans le cancer du sein ?	***10***
Le **$CA_{15\text{-}3}$** et l'**ACE (5 x 2 = 10)** Non recommandés dans le suivi des patientes en rémission	***10***

6°) La patiente demande si elle peut recevoir un traitement hormonal substitutif. Que lui répondez-vous ? Que lui proposez-vous ?	***30***
Non, **il est contre-indiqué en cas d'antécédent de cancer du sein (20)**	***20***
On lui propose :	
• **Œstrogènes locaux** pour restaurer la trophicité vaginale (colpotrophine) **(2)**	***2***
• **Sédatifs (neuroleptique) pour les bouffées de chaleur** (Agréal®) **(4)**	***4***
• Pour l'ostéoporose, **diphosphonate ou SERM,** modulateur sélectif de l'activation des récepteurs œstrogéniques (raloxifène, EVISTA®) **(4)**	***4***

COMMENTAIRES DU DOSSIER

Q1)

Examens biologiques, échographie hépatique et scintigraphie osseuse seulement si point d'appel.

Le ÇA 15-3 est demandé seulement s'il était initialement élevé ou en cas de haut risque métastatique.

Q2)

Pas d'amélioration démontrée de la survie globale en cas de détection précoce des métastases.

Q3)

Le tamoxifène était l'hormonothérapie de référence, mais il y a du nouveau :

Chez les femmes ménopausées :
- En 1ère intention, anti-aromatase
- Si elles sont déjà sous tamoxifène « switch » au bout de 2 à 3 ans pour une anti-aromatase

Chez les femmes non ménopausées :
- Le tamoxifène reste le traitement de référence
- On peut y associer une suppression ovarienne par de la LH-RH.

DOSSIER 31

Médecin généraliste, vous êtes appelé au chevet de Mme Z., 54 ans. Elle est confuse et présente des épisodes de vomissements.
Vous apprenez par son fils qu'elle est suivie à Paris dans un service d'oncologie pour un cancer du sein évolutif avec, peut-être, mais il n'en est pas sûr, des localisations secondaires. Elle a décidé de passer quelques jours de vacances dans la maison familiale entre 2 cures de chimiothérapie.
Arrivée il y a maintenant 4 jours, elle allait très bien hormis une constipation opiniâtre.
Depuis la veille, elle se plaint de nausées, de palpitations intermittentes et d'une polydipsie.
A l'examen, elle présente une désorientation temporo-spatiale, une obnubilation de la conscience, une déshydratation intra et extracellulaire.
Votre examen neurologique ne retrouve pas de signe de localisation.

1°) Quelles sont vos hypothèses diagnostiques ?

2°) Quelle est la plus probable ? Pourquoi ?

3°) Quelle est votre conduite à tenir en urgence au domicile de la patiente ?

La patiente est transférée dans un centre hospitalier.

4°) Le diagnostic de métastases osseuses multiples vous est confirmé, l'état de la patiente se corrige rapidement, mais elle se plaint alors d'une douleur fémorale gauche d'horaire mixte avec une EVA à 9. La scintigraphie osseuse réalisée 4 mois auparavant ne mettait pas en évidence de lésion en rapport avec la localisation douloureuse. Quelle est votre prise en charge ?

5°) Sur le compte-rendu histologique initial, la patiente présente des récepteurs hormonaux positifs. Que pourriez-vous lui proposer ?

6°) Devant cette progression manifeste, on effectue une recherche de surexpression de cerb-2 qui s'avère positive. De quoi s'agit-il et quelle en est la conséquence thérapeutique ?

DOSSIER METASTASE OSSEUSE - HYPERCALCEMIE

1°) Quelles sont vos hypothèses diagnostiques ?	***13***
On suspecte :	
Un trouble métabolique :	
• **Hypercalcémie (5)**	*5*
• **Hypoglycémie (1)**	*1*
• **Dysnatrémie (1)**	*1*
Des **métastases cérébrales** compliquées d'un état de mal épileptique, d'une hypertension intracrânienne **(4)**	*4*
Une cause infectieuse, possibilité de **neutropénie toxique** (chimiothérapie) **(1)**	*1*
Une **cause toxique ou iatrogène (1)**	*1*

2°) Quelle est la plus probable ?	***12***
On suspecte principalement une **hypercalcémie** devant : **(4)**	*4*
Signes positifs	
Le terrain : localisations secondaires connues d'un **cancer ostéophile (2)**	*2*
La symptomatologie :	
• **Troubles des fonctions supérieures, confusion (1)**	*1*
• **Polydipsie (1)**	*1*
• Troubles **digestifs, nausées et constipation (1)**	*1*
• **Troubles du rythme** cardiaque **(1)**	*1*
L'évolution, subaiguë avec aggravation progressive	
Signes négatifs : **absence de signes de localisation neurologique (2)**	*2*

3°) Quelle est votre conduite à tenir au domicile de la patiente ?	***20***
A visée diagnostique, **appel du médecin traitant habituel et du service d'oncologie (2)**	*2*
Si possible, pratiquer un **électrocardiogramme (1)**	*1*
A visée thérapeutique	
Antiémétique par voie parentérale (3), métoclopramide 10 mg IM ou IVL	*3*
Si signes de mauvaise tolérance	
Pose d'une voie veineuse pour **réhydratation parentérale (4)** en urgence : sérum physiologique 500 cc en 30 min	*4*
Si agitation, **anxiolytique (1)** type benzodiazépine	*1*
Transfert vers un centre hospitalier (5)	*5*
Appel d'une ambulance (2)	*2*
Appel du service d'urgence (1) pour prévenir de l'arrivée imminente de la patiente	*1*
et **transmission des informations (1)** par écrit	*1*
Surveillance pendant le transport	

4°) Le diagnostic de métastases osseuses multiples vous est confirmé, l'état de la patiente se corrige rapidement, mais elle se plaint alors d'une douleur fémorale gauche d'horaire mixte avec une EVA à 9. La scintigraphie osseuse réalisée 4 mois auparavant ne mettait pas en évidence de lésion en rapport avec la localisation douloureuse.	***25***
Quelle est votre prise en charge ?	
A visée diagnostique :	
On réalise une **scintigraphie osseuse** pour réévaluer l'extension métastatique osseuse **(5)**	***5***
Et des **radiographies du fémur gauche** face et profil, centrées sur la localisation **(5)** douloureuse.	***5***
A visée thérapeutique	
En urgence :	
Antalgiques de type **morphiniques** adaptés à l'échelle visuelle analogique **(5)**	***5***
Corticothérapie à la dose de 1 mg/kg (3)	***3***
Secondairement :	
Si os fragilisé : avis chirurgien orthopédiste, **on discutera la consolidation (2)**	***2***
Radiothérapie sur la lésion douloureuse flash 20 Gy en une semaine **(3)**	***3***
Biphosphonates en perfusion mensuelle **(2)**	***2***
Traitement étiologique anticancéreux à rediscuter	
Surveillance	

5°) Sur le compte-rendu histologique initial, la patiente présente des récepteurs hormonaux positifs. Que pourriez-vous lui proposer ?	***20***
Traitement palliatif (5)	***5***
Par **hormonothérapie (5)**	***5***
Anti-œstrogène si elle n'en a jamais reçu **(5)**	***5***
Inhibiteur de l'aromatase en première ou deuxième ligne d'hormonothérapie **(5)**	***5***
Pas de castration nécessaire car ménopausée	

6°) Devant cette progression manifeste, on effectue une recherche de surexpression de c-erb 2 qui s'avère positive. De quoi s'agit-il et quelle en est la conséquence thérapeutique ?	***10***
Il s'agit d'une **amplification de l'oncogène HER2, codant une protéine de type EGF, dans les cellules tumorales mammaires chez 20 % des patientes (5)**	***5***
On peut utiliser un **anticorps monoclonal** l'HERCEPTIN, trastuzumab **(5)**	***5***
Dirigé contre le récepteur membranaire de HER2, qui permet une amélioration de la survie chez les patientes répondeuses, précédemment en échec thérapeutique.	

COMMENTAIRES DU DOSSIER

Classification TNM des cancers du sein :

T : Tumeur

Tx : détermination impossible
T0 : pas de tumeur palpable
Tis : carcinome in situ
T1 : < = 2 cm (T1a : < = 0,5 cm ; T1b : 0,5-1 cm ; T1c : 1-2 cm)
T2 : 2 - 5 cm
T3 : > 5 cm
T4 : extension directe à la paroi ou à la peau :
- T4a : extension à la paroi thoracique
- T4b : envahissement cutané (ulcération cutanée, nodules de perméation, peau d'orange)
- T4c : à la fois T4a et T4b
- T4d : carcinome inflammatoire

N : Ganglions

N0 : pas de ganglions atteints
N1 : ganglions axillaires homolatéraux suspects mais mobiles
N2 : ganglions axillaires homolatéraux fixés
N3 : ganglions mammaires internes homolatéraux

M : Métastases

M0 : absence de métastases
M1 : métastases présentes ou ganglions sus-claviculaires

Q4)

Consolidation possible chirurgicale (enclouage) ou par voie transcutanée par cimentoplastie

DOSSIER 32

M. R., 27 ans, vient vous voir pour augmentation de volume scrotal. Amené de force par sa petite amie, il vous raconte qu'il a remarqué, sous la douche, 2 semaines auparavant, que son testicule droit avait grossi. Au départ, il ne s'est pas beaucoup inquiété, mais il a l'impression que ça continue à grossir.
Votre examen clinique révèle une tumeur du testicule droit de 7 cm de grand axe, dure, indolore, avec conservation du sillon épididymo-testiculaire. L'autre testicule est sans particularité.

1°) Quels sont les différents types histologiques de tumeur du testicule ?

2°) Quel est le premier temps thérapeutique pour traiter la tumeur de M. R. ?

3°) Quels examens demandez-vous pour faire le bilan pré-thérapeutique et d'extension ?

L'examen anatomopathologique vous donne le résultat suivant :
caractère mixte choriocarcinome et carcinome embryonnaire.

4°) Quels marqueurs tumoraux seront élevés ?

5°) Quels sont les facteurs de mauvais pronostic d'un cancer du testicule ?

6°) Quelle est la classification la plus utilisée en pratique clinique pour le cancer du testicule, quel sera le stade de M. R. si on retrouve des adénopathies médiastinales lors du bilan d'extension ?

DOSSIER TUMEUR DU TESTICULE

1°) Quels sont les différents types histologiques de tumeur du testicule ?	*25*
Tumeurs germinales : (4)	*4*
• Tumeur **séminomateuse pure (3)**	*3*
• Tumeurs **non séminomateuses : (3)**	*3*
- **Carcinome embryonnaire (2)**	*2*
- **Tumeur vitelline (2)**	*2*
- **Choriocarcinome (2)**	*2*
- **Tératome mature ou immature (2)**	*2*
- **Tumeur mixte (2)**	*2*
Tumeur non germinale : (3)	*3*
• **Tumeurs à cellule de Leydig (1)**	*1*
• **Tumeur à cellule de Sertoli (1)**	*1*
• Gonadoblastome	
• Tumeurs de la granulosa	
• Lymphome	
• Métastase testiculaire	

2°) Quel est le premier temps thérapeutique pour traiter la tumeur de M. R. ?	*20*
Réalisée en semi-urgence	
Dès les **prélèvements de sperme pour cryoconservation** réalisés **(2)**	*2*
Sans attendre la totalité du bilan d'extension (1)	*1*
A visée diagnostique et thérapeutique	
Orchidectomie droite (9)	*9*
Après information et accord écrit du patient (1)	*1*
Par **voie inguinale (3)**	*3*
Ligature première et haute du cordon spermatique (2)	*2*
Envoi de la pièce en **anatomopathologie (1 PMZ)**	*1PMZ*
Prélèvements des marqueurs tumoraux dans le sang du cordon (1)	*1*
Parfois, pose de prothèse testiculaire dans le même temps	

3°) Quels examens demandez-vous pour faire le bilan pré-thérapeutique et d'extension ?	***15***
Bilan préopératoire (1) **Dosage des marqueurs sériques (1)** **Echographie des 2 testicules (2)** **Consultation d'anesthésie (1)** **Cryoconservation du sperme CECOS (1)**	*1* *1* *2* *1* *1*
Bilan pré-chimiothérapie : **Exploration fonctionnelle respiratoire (1) et radiographie du thorax (1)** Biologie **: hémogramme, bilan hépatique, fonction rénale, calcémie, (2 = 0,5 x 4)**	 *1+1* *2*
Bilan d'extension : **Tomodensitométrie thoraco-abdomino-pelvienne** sans et avec injection de produit de contraste **(4)** **Scanner cérébral si signe d'appel ou présence d'autre métastase viscérale (1)**	 *4* *1*

L'examen anatomopathologique vous donne le résultat suivant : caractère mixte choriocarcinome et carcinome embryonnaire.

4°) Quels marqueurs tumoraux seront élevés ?	***15***
Choriocarcinome : on retrouvera une élévation **des β-HCG (5)** Carcinome embryonnaire : élévation de **l'α-fœtoprotéine et des β-HCG (5)** En rapport avec le volume tumoral : élévation **des LDH (5)**	*5* *5* *5*

5°) Quels sont les facteurs de mauvais pronostic d'un cancer du testicule ?	***15***
Histologie : carcinome embryonnaire majoritaire, choriocarcinome pur (3) Extension : • **10 métastases par champ pulmonaire ou méta pulmonaire > 3 cm (3)** • **Métastases autres que pulmonaire (3)** **Tumeur non séminomateuse de siège initial de la tumeur médiastinale (2)** Marqueurs : **α-FP > 10 000 ng/mL, β-HCG > 50 000 UI/mL, LDH > 10 N (4)**	*3* *3* *3* *2* *4*

6°) Quelle est la classification la plus utilisée en pratique clinique pour le cancer du testicule, quel sera le stade de M. R. si on retrouve des adénopathies médiastinales lors du bilan d'extension ?	***10***
Classification du **Royal Marsden Hospital (6)** **Stade III :** devant des métastases ganglionnaires sus-diaphragmatiques **(4)**	*6* *4*

COMMENTAIRES DU DOSSIER

Q3)
A ce stade du dossier, on ne peut pas savoir si le patient aura de la chimiothérapie, mais le bilan pré-chimiothérapie du cancer testicule et particulièrement les EFR sont un grand classique.
Les EFR sont pratiquées compte tenu du risque de fibrose pulmonaire secondaire à l'utilisation de bléomycine, un des cytotoxiques les plus utilisés dans le cancer du testicule.

Q6)
CLASSIFICATION DU ROYAL MARSDEN HOSPITAL
Stade I : atteinte du testicule, pas d'extension extra-tumorale
Stade II : existence de ganglions sous-diaphragmatiques décelables
- IIA : ganglions < 2 cm
- IIB : ganglions entre 2 et 5 cm
- IIC : ganglions > 5 cm

Stade III : existence d'une atteinte sus-diaphragmatique ou existence d'une métastase extra-lymphatique.

Marqueurs tumoraux :
AFP (Alphafœtoprotéine) produite par les carcinomes embryonnaires, mais aussi au cours des hépatites, des cirrhoses, et de l'hépatocarcinome.
β-HCG produite par les cellules syncytiotrophoblastiques
Lacticodéshydrogénase (LDH) **intérêt pronostique et de surveillance**

DOSSIER 33

Un jeune homme de 23 ans consulte en urgence pour une douleur aiguë scrotale.
A l'examen clinique, vous trouvez un testicule gauche augmenté de volume ayant un diamètre de 5 cm, induré, globalement inflammatoire, la palpation ne déclenche pas de douleur élective.
Il avait déjà noté l'augmentation de la taille de son testicule gauche depuis quelques semaines.
On retrouve un signe de Prehn de Chevassu.
Température : 37,2°C, examen testiculaire opaque à la trans-illumination, pas de signe fonctionnel urinaire, conservation du réflexe crémastérien.
Bandelette urinaire négative.

1°) Quel premier diagnostic évoquez-vous ? Justifiez.

2°) Quels sont les diagnostics différentiels ?

3°) Que sont les signes de Chevassu et de Prehn ?

4°) Quelle sera votre démarche en urgence ?

5°) Votre bilan et l'examen anatomopathologique mettent en évidence une tumeur séminomateuse pure T4N2M0S1. Que signifie ce stade ?

6°) Comment expliquez-vous la douleur initiale ?

7°) Quel facteur prédisposant recherchez-vous dans l'anamnèse ?

8°) Proposez-vous un traitement adjuvant ? Si oui, lequel ?

9°) Quels sont les buts et les modalités de la surveillance à distance ?

10°) Quelles sont les indications pour la réalisation d'un PET-scan dans le cancer du testicule ?

DOSSIER TUMEUR DU TESTICULE

1°) Quel premier diagnostic évoquez-vous ? Justifiez.	*10*
Devant toute douleur testiculaire aiguë	
On suspecte en première intention **une torsion du cordon spermatique gauche (4)**	*4*
En faveur :	
• **Douleur violente unilatérale (1)**	*1*
• **Adulte jeune (1)**	*1*
• **Absence de signe infectieux, apyrexie (1)**	*1*
En défaveur :	
• **Caractère inflammatoire (1)**	*1*
• **Augmentation du volume testiculaire antérieure à l'épisode aigu (1)**	*1*
• **Conservation du réflexe crémastérien (1)**	*1*

2°) Quels sont les diagnostics différentiels ?	*11*
Forme aiguë d'une tumeur testiculaire :	
• **Hémorragie intra-tumorale (3)**	*3*
• **Nécrose intra-tumorale (3)**	*3*
Torsion d'hydatide (2)	*2*
Orchi-épididymite infectieuse (2)	*2*
Hernie inguinale étranglée (1)	*1*

3°) Que sont les signes de Chevassu et de Prehn ?	*6*
Signe de Chevassu : **conservation du sillon épididymo-testiculaire (3)**	*3*
Signe de Prehn : **absence de diminution de la douleur au soulèvement testiculaire (3)**	*3*

4°) Quelle sera votre démarche en urgence ?	*20*
Examen clinique complet :	
• **Examen des aires ganglionnaires (2)**	*2*
• **Recherche d'une gynécomastie (1)**	*1*
• Examen pulmonaire	
• Recherche d'une hépatomégalie	
• D'une douleur osseuse	
• Examen neurologique	

Examens complémentaires :	
En **urgence (2)**	*2*
Echographie testiculaire bilatérale et comparative **(2)**	*2*
Prélèvement des **marqueurs tumoraux** périphériques **: LDH, α-fœtoprotéine, β-HCG (5)**	*5*
Au bloc opératoire en urgence (1)	*1*
Patient prévenu du risque d'orchidectomie (1)	*1*
Après consultation d'anesthésie	
Exploration scrotale par voie inguinale (1)	*1*
Orchidectomie droite (5)	*5*
Envoi de la pièce en anatomopathologie **(PMZ)**	*PMZ*

5°) Votre bilan et l'examen anatomopathologique mettent en évidence une tumeur séminomateuse pure T4N2M0S1. Que signifie ce stade ?	***7***
Locale : **envahissement scrotal (2)**	*2*
Régional : **ganglion unique de 2 à 5 cm ou multiples < 5 cm (2)**	*2*
Général : **absence de métastase à distance (1)**	*1*
LDH < 1,5 N et β-HCG < 5 000 (2)	*2*

6°) Comment expliquez-vous la douleur initiale ?	***6***
Nécrose (3)	*3*
Hémorragie intra-tumorale (3)	*3*

7°) Quel facteur prédisposant recherchez-vous dans l'anamnèse ?	***5***
Cryptorchidie (5)	
Normalisation du risque si correction de la cryptorchidie avant 2 ans	

8°) Proposez-vous un traitement adjuvant ? Si oui, lequel ?	***15***
Oui (5)	*5*
Radiothérapie de 25 Gy lombo-aortique et iliaque homolatérale (8)	*8*
Surdosage de 5 à 10 Gy sur les aires ganglionnaires pathologiques (2)	*2*

9°) Quels sont les buts et les modalités de la surveillance à distance ?	***12***
Buts : • **Dépister d'éventuelles rechutes (1)** • **Surveiller le testicule controlatéral (1)** • **Dépister les effets iatrogènes** d'apparition retardée par rapport à la radiothérapie **(1)** • Assurer un **suivi psychologique (1)**	*1* *1* *1* *1*
Modalités : Autopalpation (sensibilisation du patient au risque de tumeur controlatérale) **Examen clinique** tous les 2 mois la 1ère année, tous les 3 mois la 2ème année, tous les 6 mois de la 3ème à la 5ème année puis annuel **(2)** **Radiographie du thorax** à chaque examen clinique **(2)** Echographie scrotale du testicule restant **Tomodensitométrie thoraco-abdominale** tous les 6 mois pendant 2 ans puis tous les ans pendant 3 ans **(2)** **Dosage des marqueurs tumoraux LDH, β-HCG** à chaque examen clinique **(2)**	 *2* *2* *2* *2*

10°) Quelles sont les indications pour la réalisation d'un PET-scan dans le cancer du testicule ?	***8***
Recherche d'une activité maligne des masses résiduelles post-thérapeutiques (4) **Recherche de sites de récidives en cas d'augmentation des marqueurs lors du suivi (4)**	*4* *4*

COMMENTAIRES DU DOSSIER

Q5) Alphafœtoprotéine jamais élevée dans un séminome pur.

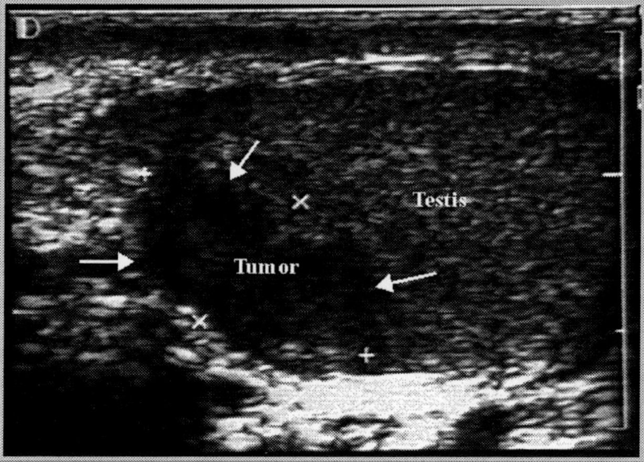

pT - Tumeur primitive → Toujours après examen anatomopathologique +++	
pTx : non évaluable (en l'absence d'orchidectomie, pTx est utilisé).	
pT0 : pas de tumeur primitive évidente (par exemple simple cicatrice résiduelle).	
pT1 : tumeur limitée au testicule et à l'épididyme, sans invasion vasculaire ni lymphatique. La tumeur peut envahir l'albuginée, mais pas la vaginale.	
pT2 : tumeur limitée au testicule et à l'épididyme, avec invasion vasculaire ou lymphatique, ou tumeur étendue à l'albuginée avec envahissement de la vaginale.	
pT3 : tumeur envahissant le cordon spermatique, avec ou sans invasion vasculaire ou lymphatique.	
pT4 : tumeur envahissant le scrotum, avec ou sans invasion vasculaire ou lymphatique.	
N - Ganglions régionaux	
NX : ganglions régionaux non évaluables.	
N0 : pas d'adénopathie métastatique régionale.	
N1 : métastase ganglionnaire unique de moins de 2 cm de plus grande dimension, ou multiples ganglions métastatiques de moins de 2 cm de plus grande dimension.	
N2 : métastase unique de 2 à 5 cm de plus grande dimension, ou multiples ganglions positifs dont un est entre 2 et 5 cm de plus grande dimension.	
N3 : métastase de plus de 5 cm de plus grande dimension.	
M - Métastases à distance	
MX : métastases à distance non évaluables.	
M0 : pas de métastases à distance.	
M1 : métastases à distance.	
M1a - métastase ganglionnaire non régionale ou pulmonaire.	
M2b - métastase à distance autre que ganglionnaire non régionale et pulmonaire.	
S - Marqueurs tumoraux sériques	
Sx : marqueurs non évalués.	
S0 : marqueurs normaux.	
S1 : LDH < 1,5 N.	
S2 : LDH (1,5-10 N), ou β-hCG (5 000-50 000), ou α-FP (1 000-10 000).	
S3 : LDH > 10 N, β-hCG > 50 000, α-FP > 10 000.	

DOSSIER 34

Mme V., 72 ans, vient pour bilan d'une anémie découverte au cours d'un bilan réalisé pour une asthénie sans signe d'appel particulier.

La NFS retrouve :
- Hb : 8,6 g/dL, VGM à 94 μ^3, CCMH à 30, TCMH à 30
- GB : 5 000/mm^3 dont polynucléaires neutrophiles 3 000, lymphocytes 1 500
- Plaquettes : 152 000/mm^3

1°) Comment complétez-vous le bilan ?

La patiente réalise le bilan prescrit et vous montre les résultats :
- Créatinine 84 mmol/mL soit une clairance à 62 mL/min
- Réticulocytes à 97 000/mm^3
- Vitesse de sédimentation à 22 mm à la première heure

Le reste du bilan est normal.

2°) Quels sont les diagnostics à évoquer ?

3°) Quel examen va vous permettre de faire le diagnostic ?

4°) Quels seront les résultats de cet examen qui vous permettront d'affirmer le diagnostic d'anémie réfractaire avec excès de blastes et d'éliminer les autres diagnostics évoqués à la question précédente ?

5°) Quel sera votre traitement ?

6°) Quel phénomène peut-on craindre dans le cadre de transfusions érythrocytaires répétées au long cours ? Quelles sont ses manifestations ?

DOSSIER SYNDROME MYELO-DYSPLASIQUE

1°) Comment complétez-vous le bilan ?	20
Interrogatoire qui recherche :	
• Antécédents **d'hypothyroïdie (2), d'insuffisance rénale chronique (2),** de consommation **alcoolique (3),** de gastrectomie, de pathologie inflammatoire chronique, de traitement par antimitotique, de prise médicamenteuse	2+2 3
• Date d'apparition des symptômes	
• **Signes de mauvaise tolérance de l'anémie (6) :** vertiges, angor, accident vasculaire cérébral transitoire ou constitué, dyspnée, tachycardie	6
• Recherche de numérations antérieures	
Biologie :	3
• **Réticulocytes (3)**	
• Ionogramme sanguin, urée, créatinine	2
• **TSHus (2)**	2
• **Bilan inflammatoire (2) :** vitesse de sédimentation, CRP, électrophorèse des protéines sériques.	

La patiente réalise le bilan prescrit et vous montre les résultats :
Créatinine 84 µmol/mL soit une clairance à 62 mL/min
Réticulocytes à 97 000/mm^3
Vitesse de sédimentation à 22 mm à la première heure
Le reste du bilan est normal.

2°) Quels sont les diagnostics à évoquer ?	30
Les réticulocytes sont bas (< 100 000), **l'anémie est arégénérative (4)**	4
Donc **une origine centrale : (5)**	5
• Un **envahissement médullaire (3)** par :	3
- Un **lymphome (3)** hodgkinien ou non	3
- Une **leucémie aiguë (2)**	2
- Des **métastases (2)** de tumeur solide	2
Aplasie médullaire (2), rechercher en priorité une cause toxique	2
Dysmyélopoïèse par :	
• **Carence vitaminique folate (B_9) et (ou B_{12}) (3)**	3
• **Myélodysplasie (3)**	3
Myélofibrose (3)	3

3°) Quel examen va vous permettre de faire le diagnostic ?	5
Myélogramme (5) Par ponction sternale	5

4°) Quels seront les résultats de cet examen qui vous permettront d'affirmer le diagnostic d'anémie réfractaire avec excès de blastes et d'éliminer les autres diagnostics évoqués à la question précédente ?	***20***
<u>On élimine :</u>	
• Une **aplasie** devant une **moelle riche (2)**	***2***
• Une **myélofibrose** devant une moelle riche, d'aspiration aisée, un **os de dureté normale (2)**	***2***
• Des métastases de tumeur solide devant **l'absence de cellules néoplasiques (2)**	***2***
• Une carence vitaminique, car on devrait retrouver des **mégaloblastes** et les noyaux des **polynucléaires neutrophiles seraient poly-segmentés (2)**	***2***
• Une **leucémie aiguë car blastes < 20 % (2)**	***2***
<u>On constate dans le cadre d'une anémie réfractaire avec excès de blastes :</u>	
• Une moelle riche	
• Avec un os de dureté normale et d'aspiration aisée	
• Absence de cellule non-hématopoïétique	
• **Blastes > 5 % (4)**	***4***
• **Anomalies nucléaires de la lignée rouge (2)**	***2***
• Présence de **micromégacaryocytes (2)**	***2***
• **Polynucléaires dégranulés (2)** avec noyaux peu segmentés	***2***

5°) Quel sera votre traitement ?	***15***
Prise en charge symptomatique (5)	***5***
Transfusion si Hb < 8 g (dL ou en cas de signes de mauvaise tolérance) (5)	***5***
Surveillance de l'hémogramme (5)	***5***

6°) Quel phénomène peut-on craindre dans le cadre de transfusions érythrocytaires répétées au long cours ? Quelles sont ses manifestations ?	***10***
Hémochromatose (3) post-transfusionnelle (3)	***3+3***
<u>Complications :</u>	
• **Atteinte cardiaque (1)**	***1***
• **Hépatique (1)**	***1***
• **Endocrinologique** notamment du pancréas (diabète) **(1)**	***1***
• **Articulaire (chondrocalcinose) (1)**	***1***

COMMENTAIRES DU DOSSIER

Q5)

Transfusions itératives en culots érythrocytaires phénotypés voire en plaquettes si besoin
Transfusion avec prudence, surveillance de la tolérance
Après bilan pré-transfusionnel
2 déterminations du groupe sanguin (parfois il existe des difficultés de groupage dues à la perte d'antigènes des groupes sanguins) phénotypes érythrocytaires étendus
Recherche d'agglutinines irrégulières
Au cours de la transfusion, vérification de l'identité de la patiente, de l'étiquette de la poche, réaction de Beth-Vincent au lit du malade
Après information et accord de la patiente
Surveillance per et post-transfusionnelle
Bilan post-transfusionnel à 3 mois.

DOSSIER 35

M. G., 40 ans, consulte son médecin généraliste pour une pesanteur abdominale évoluant depuis maintenant plusieurs semaines. L'examen clinique retrouve une splénomégalie débordant de 3 travers de doigt sous le rebord costal.

1°) Comment rechercher une splénomégalie à l'examen physique ?

2°) Quelles anomalies de l'hémogramme vous orienteraient vers un syndrome myéloprolifératif ?

3°) Enumérez les différents syndromes myéloprolifératifs.

4°) En cas de suspicion de syndrome myéloprolifératif sur l'hémogramme, quels examens paracliniques réalisez-vous ?

5°) Que montrerait un frottis sanguin en cas de splénomégalie myéloïde ?

6°) Un médicament a révolutionné la prise en charge de la leucémie myéloïde chronique. Quel est-il, quel est son mode de fonctionnement ?

DOSSIER SYNDROME MYELO-PROLIFERATIF

1°) Comment rechercher une splénomégalie à l'examen physique ?	***10***
En **décubitus dorsal** ou **décubitus latéral droit (2)** • **Jambes fléchies (1)** • Palpation de **l'hypochondre gauche (4)** • **Faire respirer profondément (3),** la rate descend contre la main posée à plat	***2*** ***1*** ***4*** ***3***

2°) Quelles anomalies de l'hémogramme vous orienteraient vers un syndrome myéloprolifératif ?	***11***
Myélémie (4) **Hyper leucocytose (3)** à polynucléaires neutrophiles **Eosinophilie (2)** **Thrombocytose (2)**	***4*** ***3*** ***2*** ***2***

3°) Enumérez les différents syndromes myéloprolifératifs.	***24***
• **Leucémie myéloïde chronique (6)** • **Splénomégalie myéloïde (6)** • **Polyglobulie primitive de Vaquez (6)** • **Thrombocytémie essentielle (6)**	***6*** ***6*** ***6*** ***6***

4°) En cas de suspicion de syndrome myéloprolifératif sur l'hémogramme, quels examens paracliniques à visée diagnostique réalisez-vous ?	***25***
Myélogramme (10) par ponction sternale Si aspiration difficile, on fera une **biopsie ostéo-médullaire (3)** Avec recherche **cytogénétique** du **chromosome philadelphie1 (2)** Et **biologie moléculaire** à la recherche de la **translocation bcr-abl (5)** Recherche mutation Jak-2 **(5)**	***10*** ***3*** ***2*** ***5*** ***5***

5°) Que montrerait un frottis sanguin en cas de splénomégalie myéloïde ?	*15*
• **Poïkylocytose (3)** (forme variable des hématies) • **Avec dacryocytes (6)** (hématies en formes de larmes signant la fibrose médullaire) • **Myélémie (4)** • **Erythroblastose circulante (2)**	*3* *6* *4* *2*

6°) Un médicament a révolutionné la prise en charge de la leucémie myéloïde chronique. Quel est-il, quel est son mode de fonctionnement ?	*15*
Le **STI-571 ou Imatinib, GLIVEC® (10). Inhibiteur de la tyrosine kinase (5)** activée de manière permanente par la translocation t (9 ; 22)	*10+5*

COMMENTAIRES DU DOSSIER

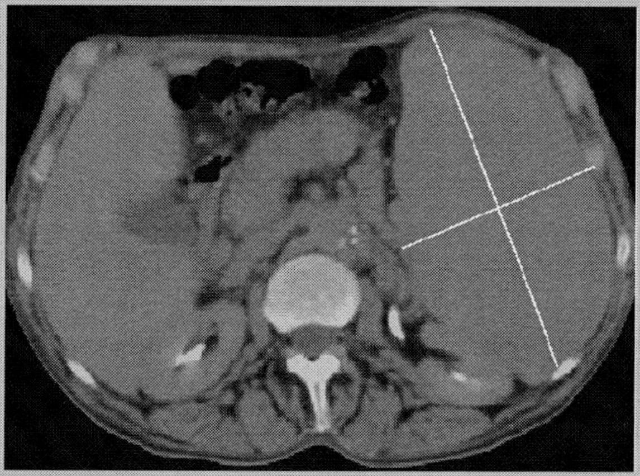

TDM abdominale sans produit de contraste
Splénomégalie

DOSSIER 36

Vous êtes aux urgences du CHR, vous recevez un coup de fil d'un médecin généraliste qui exerce non loin d'ici. Il vous explique qu'il a vu Mme C., 65 ans, en consultation, il y a 2 jours pour asthénie, anorexie et amaigrissement de 3 kilos. Il n'avait rien vu de particulier à l'examen clinique, mais il l'a quand même envoyée faire une prise de sang. Les résultats lui ont été faxés ce matin, il l'a donc appelée pour qu'elle vienne immédiatement aux urgences.
Par ailleurs, elle a pour principal antécédent, un cancer du sein $T_2N_0M_0$ traité par chirurgie et radio-chimiothérapie 5 ans auparavant. Elle est depuis régulièrement suivie sur le plan gynécologique.

Il vous communique les résultats :

- **Globules blancs : 121 000/mm^3 dont 98 % de blastes d'allures Myéloblastiques, 0,5 % de polynucléaires neutrophiles**
- **Plaquettes 14 000/mm^3**
- **Hb 7 g/dL, VGM à 92 μ^3**

1°) Quel est votre diagnostic ? (sans justifier)

2°) Quelles sont les étiologies possibles de cette maladie ? Que suspectez-vous chez cette patiente ?

3°) Quel est votre examen clinique à l'arrivée aux urgences de Mme C. ?

La patiente présente sur l'ensemble du corps des lésions purpuriques et des bulles sanglantes dans la bouche. Elle se montre également très ralentie sur la plan psychomoteur et présente de temps à autre des troubles de la vigilance.
Alors que vous l'examinez, la patiente présente une dyspnée avec des signes de détresse respiratoire. Vous prenez une saturation au doigt : 86 % en air ambiant.
La radiographie réalisée en urgence au lit ne montre rien de particulier.

4°) Que suspectez-vous devant cet épisode aigu ?

5°) Comment pouvez-vous expliquez les symptômes neurologiques ?

6°) Quels examens paracliniques pratiquez-vous pour faire le bilan diagnostique et pré-thérapeutique ?

7°) Le bilan montre des stigmates de coagulation intravasculaire disséminée. Décrivez les anomalies observées.

8°) Quels sont les facteurs de mauvais pronostic de cette pathologie ?

9°) Quels sont les grands principes de la prise en charge initiale ?

DOSSIER LEUCEMIE AIGUE MYELOBLASTIQUE

1°) Quel est votre diagnostic ? (sans justifier)	***10***
Leucémie aiguë myéloblastique (8) secondaire Avec pancytopénie **(2)**	***8*** ***2***

2°) Quelles sont les étiologies possibles de cette maladie ? Que suspectez-vous chez cette patiente ?	***10***
<u>Exposition à des agents chimiques :</u> • **Benzène (1)** et ses dérivés • **Chimiothérapie (1)** par agents alkylants Exposition à des **radiations ionisantes (1)** <u>Antécédents d'hémopathie :</u> • **Syndromes myéloprolifératifs (1)** • **Myélodysplasie (1)** On suspecte comme cause possible : • L'**irradiation thérapeutique (2)** • **La chimiothérapie (3)**	 ***1*** ***1*** ***1*** ***1*** ***1*** ***2*** ***3***

3°) Quel est votre examen clinique à l'arrivée aux urgences de Mme C. ?	***15***
On recherche d'abord **des signes de gravité (2)** <u>Liés à l'insuffisance médullaire :</u> • **Neutropénie et signes de sepsis grave, choc, point d'appel infectieux (1)** • Thrombopénie : - **Examen neurologique, fond d'œil au moindre doute (1)** - **Examen de la cavité buccale à la recherche de bulles hémorragiques (1)** - **Hémorragie active (1)** • Anémie : **signes de souffrance cardiaque (1),** neurologique **Liés à la leucostase : examen neurologique et pulmonaire (2)** Puis on complète le bilan **Signes généraux : asthénie, amaigrissement, performans status (1)** **Autres signes d'insuffisance médullaire (1)** • Anémie : pâleur cutanéo-muqueuse, tachycardie, asthénie, dyspnée, souffle cardiaque éjectionnel • Thrombopénie : purpura, ecchymoses **Syndrome tumoral : (2)** • Adénopathies, hépatomégalie, splénomégalie, hypertrophie gingivale, leucémides cutanées	***2*** ***1*** ***1*** ***1*** ***1*** ***1*** ***2*** ***1*** ***1*** ***2***

Palpation mammaire, examen de la cicatrice (1)	1
Signe d'envahissement neuro-méningé : (1) • Ralentissement psychomoteur, syndrome méningé, atteinte des paires crâniennes, signe de la houppe mentonnière	1

La patiente présente sur l'ensemble du corps des lésions purpuriques, des bulles sanglantes dans la bouche. Elle se montre également très ralentie sur le plan psychomoteur et présente de temps à autre des troubles de la vigilance.
Alors que vous l'examinez, la patiente présente une dyspnée avec des signes de détresse respiratoire. Vous prenez une saturation au doigt : 86 % en air ambiant.
La radiographie réalisée en urgence au lit ne montre rien de particulier.

4°) Que suspectez-vous devant cet épisode aigu ?	5
On suspecte un **syndrome de leucostase pulmonaire (5)**	5

5°) Comment pouvez-vous expliquer les symptômes neurologiques ?	10
• **Hémorragie cérébrale (2)** liée à la thrombopénie	2
• **Leucostase au niveau neurologique (2)**	2
• **Infiltration cérébro-meningée (2)**	2
• **Hypoxie liée à l'atteinte pulmonaire (1)**	1
• **Troubles métaboliques (1)**	1
• **Thrombose ou hémorragie cérébrale dans le cadre d'une coagulation intravasculaire disséminée (2)**	2

6°) Quels examens paracliniques pratiquez-vous pour faire le bilan diagnostique et pré-thérapeutique ?	20
Bilan des épisodes aigus :	
• Pulmonaire : gazométrie artérielle (mais les blastes consomment l'oxygène et faussent les résultats)	
• Neurologique : **scanner cérébral en urgence (2)** sans injection de produit de contraste	2
• **Ionogramme sanguin (1), calcémie, créatininémie (1)**	2
A visée diagnostique :	
• **Hémogramme avec frottis sanguin (1)**	1
• **Myélogramme (4)** avec analyse cytologique, cytochimique et immunologique, cytogénétique et biologie moléculaire	4

Recherche de complications :

- **Coagulation intravasculaire disséminée (2) :** TP, TCA, fibrinogène, D-Dimères, complexes solubles — *2*
- **Syndrome de lyse (2) :** calcémie, phosphorémie, uricémie, LDH, créatininémie, potassium, uricosurie — *2*

A visée pré-thérapeutique :

- **Créatininémie (1), bilan hépatique (1)** — *2*
- **Recherche de foyers infectieux (2) :** hémocultures, examen cyto-bactériologique des urines, radiographie du thorax — *2*
- **Phénotypage érythrocytaire, recherche d'agglutinines irrégulières (2)** — *2*
- **Electrocardiogramme, échographie cardiaque (1)** — *1*

Si ponction lombaire : (0 à la question)

7°) Le bilan montre des stigmates de coagulation intravasculaire disséminée. Décrivez les anomalies observées. — **6**

Thrombopénie (1) — *1*
Baisse du taux de prothrombine (1) — *1*
Allongement du temps de céphaline activée (1) — *1*
Diminution des facteurs de la coagulation (1) — *1*
Fibrinogène diminué (1) — *1*
D-dimères élevés, complexes solubles positifs (1) — *1*
Présence de produits de dégradation de la fibrine
Schizocytes

8°) Quels sont les facteurs de mauvais pronostic de cette pathologie ? — **10**

- **Age > 60 ans (2)** — *2*
- **Tares associées (1)** — *1*
- **Caractère secondaire (1)** — *1*
- **Hyper leucocytose au diagnostic**
- **Syndrome tumoral important (1)** — *1*
- **Atteinte neuro-méningée, cutanée (1)** — *1*
- **Absence de réponse complète après induction (1), faible durée de la première rémission (1)** — *1* *1*
- **Caractères cytologiques (1)** LAM3 > LAM1-LAM2 > LAM4-LAM5 > LAM6-LAM7-LAM0
- **Anomalies caryotypiques (1)** t (9 ; 22), 7-, 5-, anomalies 11q23

9°) Quels sont les grands principes de la prise en charge initiale ?	*14*
Urgence thérapeutique extrême (2)	*2*
Hospitalisation en unité de soins intensifs (1) hématologiques	*1*
Traitement à **visée curative (1)**	*1*
Isolement, asepsie stricte (1)	*1*
Pose d'une voie veineuse centrale **(2)**	*2*
Hyper-hydratation et urate oxydase pour prévention du syndrome de lyse **(2)**	*2*
Support transfusionnel (1) plaquettaire en urgence, les culots érythrocytaires sont ici retardés le plus possible compte tenu du syndrome de leucostase	*1*
Début d'une **chimiothérapie (2)** basée sur anthracyclines et aracytine	*2*
Information et éducation de la patiente (1), explications sur la nature de la maladie, les effets indésirables du traitement, le pronostic, la gravité des complications pendant l'aplasie	*1*
Recueillir son accord	
Eventuellement inclusion dans un protocole et faire signer le consentement	
Prise en charge à 100 % (1)	*1*
Soutien psychologique	

COMMENTAIRES DU DOSSIER

Q1)

Secondaire à une myélodysplasie secondaire à l'usage des alkylants dans la chimiothérapie du cancer du sein

Q4)

Arguments en faveur :
Leucémie aiguë myéloblastique avec hyper leucocytose massive
Détresse respiratoire d'aggravation rapide
La normalité de la radiographie n'élimine pas le diagnostic, les anomalies radiographiques, poumon blanc ou pommelé, sont retardées.

DOSSIER 37

Le petit Noël, 4 ans, est amené aux urgences par ses parents inquiets devant l'apparition de petites taches rouges, « qui ne s'effacent pas quand on appuie dessus », sur l'ensemble du corps.

1°) Quels principaux diagnostics évoquez-vous devant ces lésions dermatologiques ?

En reprenant l'interrogatoire, vous apprenez que l'enfant se plaint de douleurs articulaires depuis 3 semaines, non-invalidantes.
A l'examen, vous retrouvez de petites adénopathies diffuses centimétriques, symétriques indolores, mobiles, une hypertrophie testiculaire bilatérale indolore et une pâleur cutanéo-muqueuse.
L'enfant est apyrétique et l'hémogramme vous montre, plaquettes : 12 000/mm^3.

2°) Quel diagnostic suspectez-vous maintenant ? Justifiez.

3°) Quels examens paracliniques demandez-vous ?

4°) Quelles sont schématiquement les grandes étapes du traitement ?

5°) Quels sont les critères de rémission complète ?

6°) Quels sont les facteurs de mauvais pronostic de cette hémopathie chez l'enfant ?

7°) Où se localisent le plus fréquemment les rechutes non-systémiques ?

8°) Quelles sont les séquelles possibles du traitement ?

DOSSIER LEUCEMIE AIGUE LYMPHOBLASTIQUE

1°) Quels principaux diagnostics évoquez-vous devant ces lésions dermatologiques ?	**15**
• **Purpura fulminans (5 PMZ)** • Purpura **d'origine vasculaire (5)** notamment rhumatoïde • Purpura **thrombopénique (5)** (périphérique ou central)	***5PMZ*** ***5*** ***5***

En reprenant l'interrogatoire, vous apprenez que l'enfant se plaint de douleurs articulaires depuis 3 semaines, non-invalidantes.
A l'examen, vous retrouvez de petites adénopathies diffuses centimétriques, symétriques indolores, mobiles, une hypertrophie testiculaire bilatérale indolore et une pâleur cutanéo-muqueuse.
L'enfant est apyrétique et l'hémogramme vous montre, plaquettes : 12 000/mm^3.

2°) Quel diagnostic suspectez-vous maintenant ? Justifiez.	**20**
Leucémie aiguë lymphoïde (10) devant :	***10***
Terrain (3) : enfant de 4 ans Argument de fréquence	***3***
Signes **d'insuffisance médullaire (3) :** • Thrombopénie avec purpura • Anémie avec pâleur cutanéo-muqueuse	***3***
Syndrome tumoral (4) : • Adénopathies diffuses suspectes • Localisation testiculaire Douleurs osseuses	***4***

3°) Quels examens paracliniques pratiquez-vous ?	**20**
Hémogramme	
Frottis sanguin, vérification de la thrombopénie (2)	***2***
Myélogramme (2) par ponction de la crête iliaque avec :	***2***
• Examen phénotypique **(1)**	***1***
• Cytochimique (peroxydase) **(2)**	***2***
• Immuno-phénotypage	
• **Caryotype (2)**	***2***
• Biologie moléculaire	
Bilan pré-transfusionnel (2) : groupe ABO, rhésus, recherches agglutinines irrégulières, phénotypage érythrocytaire, anticorps anti-leucoplaquettaire, **sérologies**	***2***
(1) VIH, VHB, VHC, CMV.	***1***
Typage HLA du malade et de ses frères et sœurs si possible (2) rarement fait lors du bilan initial.	***2***

Métabolique : ionogramme, calcium, phosphorémie, uricémie, créatininémie Hémostase : TP, TCA, fibrinogène, D-dimères	
Bilan infectieux (3) : hémocultures, ECBU, coproculture, prélèvements de gorge, de peau, radiographie du thorax Cardiovasculaire électrocardiogramme, échographie cardiaque	*3*
Ponction lombaire à la recherche de localisations méningées (3)	*3*

4°) Quelles sont schématiquement les grandes étapes du traitement ?	***12***
• **Induction (4)**	*4*
• **Consolidation** et/ou **intensification (3)**	*3*
• **Maintenance ou entretien (3)**	*3*
• **Surveillance à vie (2)**	*2*

5°) Quels sont les critères de rémission complète ?	***9***
Blastose médullaire < 5 % (3)	*3*
Polynucléaires > 1 000/mm^3 (3)	*3*
Plaquettes > 100 000/mm^3 (3)	*3*

6°) Quels sont les facteurs de mauvais pronostic de cette hémopathie chez l'enfant ?	***9***
Clinique :	
• **Age (2)** inférieur à 1 an et supérieur à 10 ans	*2*
• **Sexe masculin (1)**	*1*
• Mélanodermie	
• Syndrome tumoral important **(1)**	*1*
• Elargissement médiastinal	
Biologie :	
• **GB > 100 000/mm^3 (1)**	*1*
• **Hb < 10 g/dL (1)**	*1*
• Cytologie : FAB LAL 2	
Immunologique :	
• Immunophénotypage pré-B (sauf si pré-B calla +)	
• Immunophénotype T	
• **Antigènes myéloïdes forme mixte (1)**	*1*
Cytogénétique :	
• **Hypoploïdie, tétraploïdie (1)**	*1*
• t (9 ; 22), t (4 ; 11)	
Thérapeutique :	
• Corticorésistance et chimiorésistance initiale **(1)**	*1*

7°) Où se localisent le plus fréquemment les rechutes non-systémiques ?	*6*
Testicules (3) et **méninges (3)** On pratique donc une prophylaxie méningée : injection intrathécale de méthotrexate souvent en association avec irradiation neuro-méningée	*3+3*

8°) Quelles sont les séquelles possibles du traitement ?	*9*
Retard de croissance (1)	*1*
Puberté précoce (1)	*1*
Cataracte (1)	*1*
Stérilité si irradiation corporelle totale ou testiculaire **(1)**	*1*
Neuropsychologique après irradiation prophylactique neuro-méningée **(1)**	*1*
Insuffisance cardiaque (1)	*1*
Ostéonécrose due à l'utilisation de corticoïdes à fortes doses **(1)**	*1*
Tumeurs secondaires notamment cérébrales et thyroïdiennes **(1)**	*1*
Myélodysplasie secondaire (1)	*1*

COMMENTAIRES DU DOSSIER

CLASSIFICATION OMS DES LEUCEMIES AIGUES

Leucémies aiguës myéloblastiques

LAM particulières :

- LAM avec t(8 ; 21)
- LAM promyélocytaire t(15 ;17) ou t(11 ;17)
- LAM avec éosinophiles et inv16 ou t(16 ;16)
- LAM avec myélodysplasie
- LAM et syndromes myélodysplasiques induits

LA biphénotypiques

Autres LAM :

- LAM très peu différenciées (ex. MO)
- LAM sans maturation (ex. M1)
- LAM avec maturation (ex. M2)
- LA myélomonocytaire (ex. M4)
- LA monocytaire (ex. M5)
- Erytholeucémie (ex. M6)
- LA mégacaryocytaire (ex. M7)

Leucémies aiguës lymphoblastiques

LAL à précurseurs B :

- Avec t(9 ;22)
- Avec t(1 ;19)
- Avec t(12 ;21)
- Avec réarrangement 11q23

Autres LAL à précurseurs B

LAL à précurseurs T

Leucémie à cellules de Burkitt

DOSSIER 38

Mme G., 71 ans, présente des adénopathies jugulo-carotidiennes bilatérales de 2 cm de diamètre persistantes depuis 6 mois. Elle a consulté son médecin traitant qui lui a demandé de pratiquer un hémogramme.
Elle vous montre les résultats :

- Hb : 10, 8 g/dL
- GB : 18 500/mm^3 dont 2 500 polynucléaires neutrophiles, 50 éosinophiles, 0 basophiles
- 500 monocytes
- Plaquettes : 242 000/mm^3

Elle présente comme antécédents médicaux une hypertension équilibrée par ALDOMET®, des infections rhino-pharyngées et bronchiques répétées.
Une hospitalisation pour pneumopathie à germe non documenté l'hiver précédent.
Comme antécédent chirurgical, elle a subi une cholécystectomie pour colique hépatique et une hystérectomie pour fibrome.

En dehors des adénopathies que vous retrouvez, l'examen clinique est sans particularité, l'état général est conservé.

1°) Quelle maladie de fond suspectez-vous chez cette patiente, sur quels arguments ?
2°) Quel(s) examen(s) faites-vous pour en faire le diagnostic et le bilan, que montre(nt)-t-il(s) ?
3°) Quelle est la première cause de décès dans cette pathologie ? Par quel mécanisme ?
4°) Instaurez-vous un traitement ? Justifiez.

5 mois plus tard, Mme G. revient vous voir car elle se plaint d'une asthénie d'apparition brutale.
Elle présente un sub-ictère cutanéo-muqueux, TA : 100/70 mmHg
Pointe de rate palpée.
Vous demandez un bilan sanguin qui montre :
Hb : 6 g/dL ; Ht : 14 % ; VGM 101 μ^3 ; réticulocytes à 125 000/mm^3.
GB : 20 000 ; PNN 10 % ; monocytes 5 % et lymphocytes 85 %.
Plaquettes : 312 000/mm^3.

5°) Quel diagnostic suspectez-vous, sur quels arguments ?
6°) Quel est votre bilan complémentaire ?
7°) Quelle autre étiologie possible évoquez-vous devant cette anémie ?

Vous prenez en charge cet épisode et la patiente se porte beaucoup mieux mais, 2 ans après, alors que vous n'aviez plus de nouvelles, elle se présente avec une adénopathie sous-mentale de 3 cm de diamètre.
Par ailleurs, elle se sent plus fatiguée, a perdu 4 kilos et explique que c'est parce qu'elle ne mange plus beaucoup car elle n'a pas faim.

8°) Que suspectez-vous ?

DOSSIER LEUCEMIE LYMPHOIDE CHRONIQUE

1°) Quelle maladie de fond suspectez-vous chez cette patiente, sur quels arguments ?	***15***
Une **leucémie lymphoïde chronique (7)** devant :	***7***
• **Hyper lymphocytose (3)**	***3***
• **Age** > 70 ans **(3)**	***3***
• **Poly-adénopathie persistante (2)**	***2***
• Etat général conservé	
• Infections répétées, probable déficit immunitaire	

2°) Quel(s) examen(s) faites-vous pour en faire le diagnostic et le bilan, que montre(nt)-t-il(s) ?	***15***
A visée diagnostique :	
• **Frottis sanguin** montre une hyper lymphocytose à **petits lymphocytes matures (2)**	***2***
• **Immunophénotypage (5)** des lymphocytes circulants	***5***
- Montre une population monotypique	
- **CD 5+, CD 19+, CD 23+, CD 20+ (4),** CD 79b-, FNC 7-	***4***
- **Immunoglobuline M de surface monomérique faible (1)**	***1***
Bilan des complications :	
• **Uricémie (1)**	***1***
• **Réticulocytes (1)**	***1***
• **Test de Coombs direct (1)**	***1***
• Electrophorèse des protéines sériques à la recherche d'une hypogammaglobulinémie et parfois d'une immunoglobuline monoclonale	

3°) Quelle est la première cause de décès dans cette pathologie ? Par quel mécanisme ?	***10***
Décès par **maladie infectieuse (6)** car :	***6***
• **Déficit immunitaire mixte (2)** humoral et cellulaire	***2***
• **Insuffisance médullaire (2)** et donc neutropénie	***2***

4°) Instaurez-vous un traitement ? Justifiez.	***15***
Non (8) car **stade A** de la classification de **Binet (4)** La patiente présente : • **Moins de 3 aires ganglionnaires** • **Hb > 10 g/dL et** • **Plaquettes > 100 000/mm^3 (1 x 3 = 3)**	***8+4*** ***3***

5 mois plus tard, Mme G. revient vous voir car elle se plaint d'une asthénie d'apparition brutale.
Elle présente un sub-ictère cutanéo-muqueux, TA : 100/70 mmHg
Pointe de rate palpée.
Vous demandez un bilan sanguin qui montre :
HB 6 g/dL ; Ht 14 % ; VGM 101 μ^3 ; réticulocytes à 220 000/mm^3
GB 20 000 ; PNN 10 % ; monocytes 5 % et lymphocytes 85 %
Plaquettes 312 000/mm^3.

5°) Quel diagnostic suspectez-vous, sur quels arguments ?	***15***
On suspecte une **anémie hémolytique auto-immune (5) compliquant l'évolution de la leucémie lymphoïde chronique (5)** <u>Justifications :</u> • Anémie hémolytique car **normochrome régénérative (2)** (réticulocytes à 220 000) • Stigmates d'hémolyse **sub-ictère et splénomégalie (2)** • Auto-immune par **argument de fréquence dans cette pathologie (1)**	***5*** ***5*** ***2*** ***2*** ***1***

6°) Quel est votre bilan complémentaire ?	***10***
• **Haptoglobine (4)** • LDH • **Bilirubine totale et conjuguée (2)** • **Bilan pré-transfusionnel (2)** • **Test de Coombs (2)** direct avec élution • Schizocytes	***4*** ***2*** ***2*** ***2***

7°) Quelle autre étiologie possible évoquez-vous devant cette anémie ?	***10***
Anémie hémolytique auto-immune **secondaire à la prise d'ALDOMET® (10)**	***10***

Vous prenez en charge cet épisode et la patiente se porte beaucoup mieux mais, 2 ans après, alors que vous n'aviez plus de nouvelles, elle se présente avec une adénopathie sous-mentale de 3 cm de diamètre. Par ailleurs, elle se sent plus fatiguée, a perdu 4 kg et explique que c'est parce qu'elle ne mange plus beaucoup, elle n'a pas faim.

8°) Que suspectez-vous ?	***10***
On suspecte un **syndrome de Richter (10)** Transformation locale de la maladie en lymphome de haut grade de malignité	***10***

COMMENTAIRES DU DOSSIER

CLASSIFICATION DE BINET POUR LA LLC - PRONOSTIC

STADE	Hémoglobine	Plaquettes	Ganglions	MEDIANE DE SURVIE
A	> 10 g/dL	> 100 000	< 3 territoires	> 10 ans
B	> 10 g/dL	> 100 000	> = 3 territoires	5-7 ans
C	< 10 g/dL OU < 100 000			2-3 ans

Les aires ganglionnaires → **C**ervicale – **A**xillaire – hé**P**atomégalie – **R**ate - **I**nguinale **(CAPRI)**

DOSSIER 39

Une jeune femme de 27 ans vient vous voir en consultation. Elle se plaint d'une adénopathie inguinale droite persistant depuis 6 semaines gênante mais indolore. Par ailleurs, la symptomatologie présentée est une asthénie non invalidante évoluant depuis 2 mois.

1°) Quelle est votre attitude devant cette adénopathie, quels examens faites-vous pour parvenir à un diagnostic ?

Une semaine plus tard, le résultat de l'examen anatomopathologique revient : « Architecture du ganglion détruite, on retrouve plusieurs types histologiques : cellularité mixte, scléronodulaire, présence de cellules de Reed-Sternberg entourées de petits lymphocytes, le marquage des cellules de Reed-Sternberg : CD 20-, CD 3-, CD 15+, CD 30+ ».

2°) Quel est votre diagnostic ?
3°) Quel est votre bilan ?
4°) Interprétez l'imagerie.

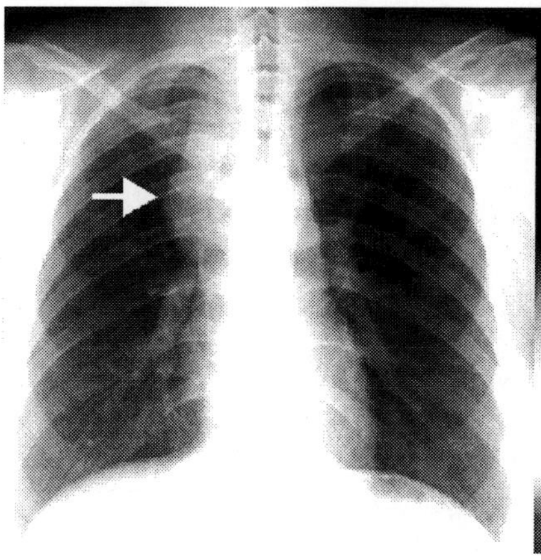

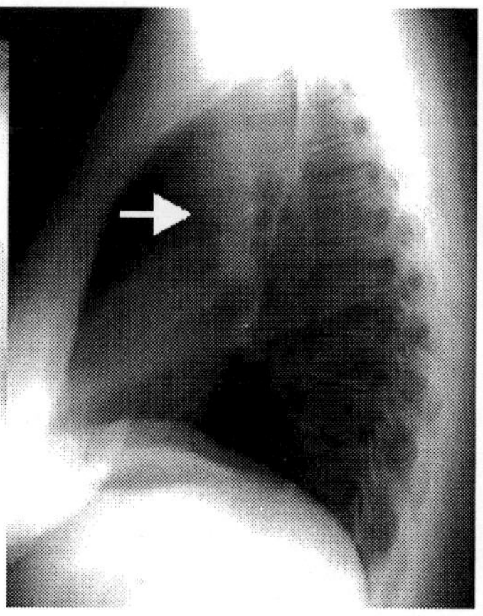

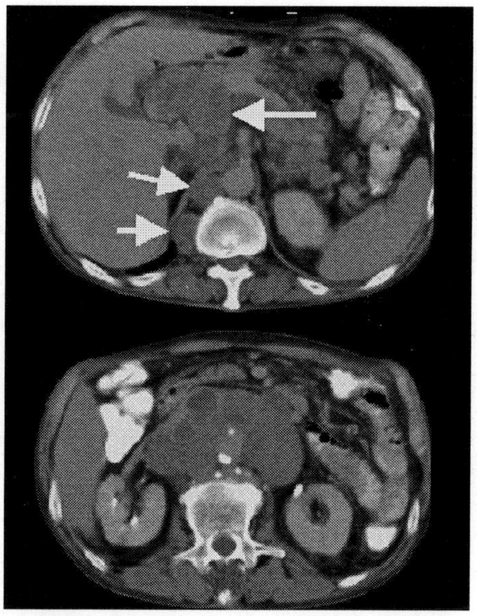

Parmi les résultats, vous notez ceux-ci :
ASAT : 156 UI/L, ALAT : 162 UI/L, le reste du bilan hépatique est normal
LDH : 3 800 UI/L.

5°) Comment pourriez-vous expliquer les anomalies du bilan hépatique ? Quelle est votre attitude face à ce tableau ?

Vous décidez de traiter le patient par poly-chimiothérapie, 6 cures d'ABVD.

6°) Un peu déstabilisée par ce qui lui arrive, la patiente vous interroge : « Docteur, j'ai 2 enfants, une famille, il faut que vous m'expliquiez exactement ce qui va m'arriver ». Que lui dites-vous ?

DOSSIER MALADIE DE HODGKIN

1°) Quelle est votre attitude devant cette adénopathie, quels examens faites-vous pour parvenir à un diagnostic ?	***24***
Interrogatoire :	
Antécédents personnels et familiaux	
Facteurs de risque VIH et MST (1)	***1***
Contage infectieux : viral, tuberculeux… (1)	***1***
Signes généraux (1) :	***1***
• Fièvre, altération de l'état général ; sueurs nocturnes, perte de poids, prurit	
Examen clinique :	
Caractères de l'adénopathie (2) : consistance, douleur, régularité, fixation, inflammation locale, signes compressifs	***2***
Examen des territoires de drainages (4) : cutané, génital, anal, membres inférieurs, à la recherche d'infection, d'une tumeur solide	***4***
Examen des **autres aires ganglionnaires,** d'une **hépatosplénomégalie** (schéma daté et signé) **(3)**	***3***
Recherche de signes d'insuffisance médullaire (2)	***2***
Examens complémentaires :	
Cytoponction en urgence en consultation (3), constitue un élément d'orientation	***3***
Sérologie toxoplasmose (1)	***1***
Radiographie du thorax (1)	***1***
Intradermoréaction à la tuberculine (1)	***1***
On programme rapidement une **biopsie chirurgicale (2)** pour obtenir un examen	***2***
anatomopathologique complet (2)	***2***

Une semaine plus tard, le résultat de l'examen anatomopathologique revient : « Architecture du ganglion détruite, on retrouve plusieurs types histologiques : cellularité mixte, scléronodulaire, présence de cellules de Reed-Sternberg entourées de petits lymphocytes, le marquage des cellules de Reed-Sternberg : CD 20-, CD 3-, CD 15+, CD 30+ ».

2°) Quel est votre diagnostic ?	***4***
Maladie de Hodgkin de type 2 (4) (Pas de possibilité de stadification car bilan extension n'a pas encore été fait).	***4***

3°) Quel est votre bilan ?	***22***

Examen clinique :

- Aires ganglionnaires : cervicale, sus-claviculaires, axillaires, inguinales **(1)** *1*
- Recherche d'une hépatosplénomégalie **(1)** *1*
- **Examen ORL : anneau de Waldeyer**

Imagerie :

- **Radiographie du thorax (1)** *1*
- **Scanner cervico-thoraco-abdomino-pelvien (3)** sans et avec injection de produit de contraste *3*
- **PET-Scan (3)** *3*

Biologie :

- Hémogramme **(1)** *1*
- **Biopsie ostéo-médullaire (2)** *2*
- A visée pronostique : **LDH (2)** *2*
- **Bilan inflammatoire :** vitesse de sédimentation, CRP, électrophorèse des protéines sériques, fibrinogène **(1)** *1*
- **Bilan pré-transfusionnel :** groupe, Rh, RAI, Sérologie VIH 1 et 2, HVB, HVC
- **Calcémie, phosphorémie (1)** *1*
- **Bilan hépatique (1) :** transaminases, bilirubine libre et conjuguée, phosphatases alcalines *1*

Bilan pré-thérapeutique :

- Ionogramme sanguin, glycémie, créatininémie **(2)** *2*
- **ECG, échographie cardiaque (2)** *2*
- **Recherche de foyer infectieux :** panoramique dentaire, radio des sinus, examen cytobactériologique des urines
- Hémostase : taux de prothrombine, temps de céphaline activé, temps de saignement
- **Exploration fonctionnelle respiratoire (1)** surtout si radiothérapie thoracique envisagée *1*

4°) Interprétez l'imagerie.	***12***
<u>Radiographie du thorax de face :</u> **Masse tissulaire médiastinale (3)** Compatible avec l'aspect **d'adénopathies latéro-trachéales droites (2)** Péri-bronchiques droites Sans effet de masse, ni compression des structures adjacentes Le parenchyme pulmonaire ne montre rien de particulier Absence d'épanchement pleural Cadre osseux sans particularités. <u>Tomodensitométrie abdominale **sans injection de produit de contraste**</u> (3) Volumineuses **masses rétropéritonéales (2)** • Compatibles avec l'aspect d'adénopathies **(2)** • Inter-aortico-cave, latéro-cave et latéro-aortique On retrouve également des adénopathies dans l'espace péri-portal et derrière le pilier diaphragmatique droit. On estime que la plus importante mesure 4 x 5 cm. Pas de lésion du parenchyme hépatique visible Reins, pancréas et anses digestives sans anomalie notable (Sans intérêt : scanner avec ingestion de baryte).	 ***3*** ***2*** ***3*** ***2*** ***2***

Parmi les résultats, vous notez ceux-ci :
ASAT : 156 UI/L, ALAT : 162 UI/L, le reste du bilan hépatique est normal.
LDH : 3 800 UI/L.

5°) Comment pourriez-vous expliquez les anomalies du bilan hépatique ? Quelle est votre attitude face à ce tableau ?	***8***
Cette cytolyse peut s'expliquer par : • Une **localisation hépatique (4)** de la maladie non détectée à l'imagerie • **La maladie elle-même (4) :** il est fréquent de retrouver des anomalies du bilan hépatique dans la maladie de Hodgkin en dehors de toute atteinte hépatique. On discutera une ponction biopsie hépatique pour éliminer une atteinte hépatique.	 ***4*** ***4***

Vous décidez de traiter le patient par poly-chimiothérapie, 6 cures d'ABVD.

6°) Un peu déstabilisée par ce qui lui arrive, la patiente vous interroge : « Docteur, j'ai 2 enfants, une famille, il faut que vous m'expliquiez exactement ce qui va m'arriver ». Que lui dites-vous ?	***30***

La maladie de Hodgkin est une **maladie potentiellement curable. (5)**	***5***
Ses chances de survie sont bonnes.	
Mais le **traitement est lourd (1)** et la garantie de réussite n'est pas absolue.	***1***
Il s'agit donc d'une **maladie grave. (2)**	***2***
Elle présente une forme disséminée, le meilleur traitement est donc une **chimiothérapie. (2)**	***2***
Elle comporte plusieurs médicaments différents. Ce traitement s'administre par cycle, tous les 28 jours avec un traitement à J1 et J15. Elle devra revenir, à chaque fois, à l'hôpital pour une journée de traitement. On lui demandera de faire une prise de sang avant chaque séance.	
Cette chimiothérapie a des effets secondaires. (3)	***3***
<u>A court terme :</u>	
• Elle peut présenter des **nausées, des vomissements (1)** mais on les préviendra par un traitement adapté.	***1***
• Elle présentera également une **alopécie totale (1),** on pourra lui prescrire une perruque partiellement remboursée, si elle le désire, dans tous les cas, ses cheveux repousseront à l'arrêt du traitement.	***1***
• Sur le plan hématologique, il peut présenter une : - **Anémie avec fatigue, thrombopénie et hémorragie, neutropénie et infection. (3)**	***3***
• On la prévient de la nécessité de consulter en urgence en cas de fièvre et de faire rapidement une prise de sang. • Une autre toxicité des traitements est la survenue possible d'aphtes qu'on préviendra par des bains de bouche.	
A long terme : (4) Elle pourrait souffrir d'insuffisance cardiaque, de neuropathie périphérique, de leucémie secondaire, d'une fibrose pulmonaire.	***4***
Un effet indésirable possible est l'échec du traitement, bien que ses chances de guérison soient bonnes. Pendant tout le temps du traitement, elle aura un arrêt de travail sauf si elle désire continuer à travailler. Une ambulance pourra aller la chercher et la ramener les jours de chimiothérapie.	
Tous les frais médicaux seront pris en charge à 100 % (2)	***2***
Elle peut bénéficier d'une **prise en charge psychologique si besoin (3)**	***3***
Dans tous les cas, pendant et après la fin du traitement, elle sera **suivie en consultation régulièrement à vie. (3)**	***3***

DOSSIER 40

Un homme de 48 ans se présente aux urgences, il souffre d'une altération de l'état général avec un amaigrissement de 8 kilos en 6 mois, une asthénie intense limitant ses activités.
Il se plaint également de sueurs nocturnes profuses.
L'examen clinique révèle une fièvre à 38,2°C, de multiples adénopathies, cervicales, sus-claviculaire droite et axillaires, ainsi qu'une splénomégalie à 2 travers de doigt.

1°) Quels sont les principaux diagnostics à évoquer ?

Vous pratiquez une biopsie ganglionnaire, le compte-rendu anatomopathologique décrit :
« Architecture du ganglion détruite, prolifération diffuse de grandes cellules au noyau vésiculaire avec des nucléoles proéminents, au cytoplasme basophile.
→ Aspect compatible avec un lymphome diffus à grandes cellules B ».

2°) Quel examen déterminant manque dans ce compte-rendu ? Que montrerait-il ?

3°) Quels sont les principaux facteurs de mauvais pronostic dans les lymphomes ?

4°) Vous décidez de débuter un traitement par R-CHOP. De quel type de traitement s'agit-il ?

5°) Définissez une réponse partielle.

On décide de pratiquer une autogreffe.

6°) Expliquez les différences entre autogreffe et allogreffe.

7°) Quelles sont les complications possibles d'une allogreffe ?

DOSSIER LYMPHOME NON-HODGKINIEN

1°) Quels sont les principaux diagnostics à évoquer ?	***20***
Lymphome hodgkinien (4) **Lymphome non-hodgkinien, lymphome agressif B à grandes cellules (4)** **Métastases ganglionnaires d'un cancer solide (4)** **Tuberculose ganglionnaire (4)** **Sarcoïdose (4)**	***4*** ***4*** ***4*** ***4*** ***4***

Vous pratiquez une biopsie ganglionnaire, le compte-rendu anatomopathologique décrit :
« Architecture du ganglion détruite, prolifération diffuse de grandes cellules au noyau vésiculaire avec des nucléoles proéminents, au cytoplasme basophile. Aspect compatible avec un lymphome diffus à grandes cellules B ».

2°) Quel examen déterminant manque dans ce compte-rendu ? Que montrerait-il ?	***10***
Immunohistochimie (6) Montrerait **CD20+, CD22+, CD19+, CD79a+ (4)**	***6*** ***4***

3°) Quels sont les principaux facteurs de mauvais pronostic dans les lymphomes ?	***15***
• **Age** > 60 ans **(3)** • **Stades 3 ou 4 (3)** dans la classification de Ann Arbor • ***Performans status*** > ou égal à 2 **(3)** • **Taux élevé de LDH (3)** • Histologie : **type T (3)**	***3*** ***3*** ***3*** ***3*** ***3***

4°) Vous décidez de débuter un traitement par R-CHOP. De quel type de traitement s'agit-il ?	***15***
R : • **Anticorps monoclonal anti-CD 20 (8),** Rituximab, MABTHERA® → entraîne la lyse des lymphocytes CHOP : • Association **poly-chimiothérapie (3)** antimitotique • Contenant : **cyclophosphamide, adriamycine, vincristine, prednisone (1 x 4 = 4)**	*8* *3* *4*

5°) Définissez une réponse partielle.	***10***
Réduction d'une masse tumorale après traitement (5) **> 50 %, sans disparition complète de la tumeur. (5)** Dans un lymphome, persistance d'adénopathie palpable ou masse visible sur l'imagerie.	*5* *5*

On décide de pratiquer une autogreffe.

6°) Expliquez les différences entre autogreffe et allogreffe.	***15***
Dans les 2 cas, il s'agit de traitements à visée **curative : (1)** L'autogreffe : • Consiste en un **recueil de cellules souches dans le sang du patient (2) par cytaphérèse (1)** • Celles-ci ont été **mobilisées par poly-chimiothérapie +/- corticoïdes (2),** des facteurs de croissance • On constitue ainsi un stock de progéniteurs hématopoïétiques • Par la suite, **on traite le patient par poly-chimiothérapie (2)** à forte dose • La ré-injection de cellules souches permet de réduire la durée de l'aplasie et donc ses conséquences néfastes infectieuses et transfusionnelles. L'allogreffe : • Consiste, **après un conditionnement (1)** par chimiothérapie-radiothérapie-immunosupresseurs • A injecter au patient de **la moelle osseuse ou des cellules souches périphériques (1)** • **Allogéniques HLA compatibles (2)** • **Apparentée (géno-identique) ou non (phéno-identique)** (1) • On associe un **traitement immunosuppresseur destiné à éviter le GVH (1)** • L'efficacité de ce traitement repose sur la chimiothérapie à forte dose mais également à l'effet du **greffon contre la maladie** (GVL) **(1)**	*1* *2* *1* *2* *2* *1* *1* *2* *1* *1* *1*

7°) Quelles sont les complications possibles d'une allogreffe ?	***15***
Les complications sont : • Celles de **l'aplasie après chimiothérapie (3)** • **Infections** bactériennes, virales et fongiques **(3)** • **Réaction du greffon contre l'hôte (6)** avec atteintes cutanée, digestive, hépatique • **Iatrogénie** des immunosuppresseurs **(3)**	***3*** ***3*** ***6*** ***3***

COMMENTAIRES DU DOSSIER

CLASSIFICATION DE ANN ARBOR POUR LES LYMPHOMES ET LA MALADIE DE HODGKIN

Stade	Description
I	Une seule aire ganglionnaire → I Une atteinte extra-ganglionnaire contiguë unique → IE
II	2 aires atteintes ou plus du même côté du diaphragme → II Si en plus, atteinte extra-ganglionnaire de contiguïté → IIE
III	Atteinte ganglionnaire de part et d'autre du diaphragme • III 1 : sous-diaphragmatique : rate, ganglions spléniques, cœliaques, du tronc porte • III 2 : ganglions latéro-aortiques, iliaques, mésentériques avec ou non une atteinte du III 1
IV	Une atteinte extra-ganglionnaire et une ganglionnaire non-contiguë 2 atteintes extra-ganglionnaires non-contiguës

On rajoute :

- **A** absence de signes d'évolutivité.
- **B** présence de fièvre > 38°C pendant 8 j consécutifs ou sueurs nocturnes ou perte de poids > 10 % en 6 mois.
- **E** envahissement d'une structure extra-lymphatique contigu à un territoire ganglionnaire.
- **X** masse tumorale volumineuse (ganglion > 10 cm, Rapport Médiastin/thorax > 1/3).
- **S** atteinte splénique.

DOSSIER 41

Un jeune homme de 28 ans, M. R., se présente aux urgences avec une fièvre, une altération de l'état général et des douleurs abdominales diffuses évoluant depuis 6 jours.
A l'examen clinique, vous trouvez un fébricule à 37,8°C, des adénopathies multiples centimétriques mobiles indolores réparties dans toutes les aires ganglionnaires associées à une splénomégalie à 4 travers de doigt et à une hépatomégalie à 2 travers.
L'examen neurologique montre un ralentissement psychomoteur et une perte de la sensibilité du menton.
Le patient vous apprend qu'il n'a pas d'antécédent hormis une appendicectomie dans l'enfance à l'âge de 8 ans, qu'il est marié avec 3 enfants. D'origine marocaine, il vit en France depuis 10 ans.
Une tomodensitométrie abdominale vous confirme l'hépatosplénomégalie constatée cliniquement et vous rapporte la présence de volumineuses adénopathies rétro-péritonéales.
Vous faites pratiquer rapidement une histologie ganglionnaire qui conclue à un lymphome de Burkitt.

1°) Comparez lymphome de haut grade et de bas grade sur le plan clinique et évolutif.
2°) Enumérez les principaux types de lymphomes.
3°) Comment expliquez-vous ce tableau neurologique ? Quel est le nom du signe spécifique retrouvé ?
4°) Quelles sont les caractéristiques chromosomiques du lymphome de Burkitt ? Un agent infectieux est souvent lié à ce lymphome, lequel ?

Alors que le patient est hospitalisé, il présente depuis 48 h une altération de son état, une fièvre à 39°C.
Ces résultats vous parviennent :
Hb : 8 g/dL, réticulocytes 50 000/mm^3, VGM 90 μ^3
Globules Blancs : 2 800/mm^3 dont 80 % de polynucléaires neutrophiles avec une myélémie
Plaquettes : 102 000/mm^3
Ferritine : 12 000 UI/L, triglycérides : 5,4 g/L
VS 48 mm à la 1ère heure, CRP : 152, fibrinogène à 2 g/L
ASAT 123, ALAT 121, LDH : 5 400 UI/L
Bilirubine totale : 34, bilirubine conjugué : 27
Na^+ : 127 mmol/L, le reste de l'ionogramme est normal.

5°) Quel syndrome suspectez-vous ?
6°) Quel examen hématologique viendrait conforter le diagnostic ? Que montrera-t-il ?

Vous décidez de débuter une corticothérapie.

7°) 2 jours plus tard votre patient est en réanimation, il a présenté un syndrome de lyse massif, décrivez les anomalies métaboliques observées.
8°) Quelle prévention du syndrome de lyse peut-on faire et quelle est la surveillance d'un patient à risque ?

DOSSIER LYMPHOME NON-HODGKINIEN ACTIVATION MACROPHAGIQUE

1°) Comparez lymphome de haut grade et de bas grade sur le plan clinique et évolutif.	***14***
Classiquement, on oppose les lymphomes de haut grade :	
• **Rapidement évolutifs (2)**	*2*
• A la **symptomatologie bruyante (2)**	*2*
• **D'évolution systématiquement fatale en l'absence de traitement (2)**	*2*
• Mais **chimio-sensibles** et donc **éventuellement curable (4)**	*4*
Aux lymphomes de bas grade ou indolents qui :	
• **Evoluent sur des années (2)**	*2*
• Mais sur lesquels la **chimiothérapie est inefficace (2)**	*2*

2°) Enumérez les principaux types de lymphomes.	***14***
D'après la classification REAL (Revised European American Lymphoma)	
LYMPHOMES B (2)	*2*
Lymphomes de haut grade de malignité :	*1*
• **Lymphome lymphoblastique (1)**	*1*
• **Lymphome de Burkitt (1)**	
• Lymphome B de haut grade de type Burkitt	
Lymphomes agressifs :	
• **Lymphome B à grandes cellules (2)**	*2*
Lymphomes indolents :	
• **Lymphome diffus à petits lymphocytes B (1)**	*1*
• **Lymphome folliculaires (1)**	*1*
Lymphomes B particuliers :	
• **Lymphome du manteau (1)**	*1*
• Lymphome B des zones marginales ganglionnaire ou extra-ganglionnaire **(MALT) (1)**	*1*
• Lymphome splénique de la zone marginale	
• **Lymphome lymphoplasmacytoïde (maladie de Waldenström) (1)**	*1*
LYMPHOMES T (2)	*2*
• Lymphome lymphoblastique à précurseurs T	
• Lymphome anaplasique à grandes cellules CD 30	
• **Lymphome T périphérique (1)**	*1*

3°) Comment expliquez-vous ce tableau neurologique ? Quel est le nom de ce signe ?	*15*
Il signe une probable **atteinte neuro-méningée (8)**	*8*
• Qui se manifeste par un ralentissement psychomoteur et	
• **L'anesthésie des paires crâniennes (2)**	*2*
• Plus particulièrement du **nerf dentaire inférieur (1)**	*1*
• Soit le **signe de la houppe mentonnière (4)**	*4*

4°) Quelles sont les caractéristiques chromosomiques du lymphome de Burkitt ? Un agent infectieux est souvent lié à ce lymphome, lequel ?	*10*
On retrouve fréquemment une **translocation t(8 ; 14) (5)**	*5*
Le **virus Ebstein Barr** est souvent retrouvé **(5)**	*5*

Alors que le patient est hospitalisé, il présente depuis 48 h une altération de son état, une fièvre à 39°C.
Ces résultats vous parviennent :
Hb : 8 g/dL, réticulocytes 50 000/mm^3, VGM 90 μ^3
Globules Blancs : 2 800/mm^3 dont 80 % de polynucléaires neutrophiles avec une myélémie.
Plaquettes : 102 000/mm^3
Ferritine : 12 000 UI/L, triglycérides : 5,4 g/L
VS 48 mm à la 1ère heure, CRP : 152, fibrinogène à 2 g/L
ASAT 123, ALAT 121, LDH : 5 400 UI/L
Bilirubine totale : 34, bilirubine conjugué : 27
Na^+ : 127 mmol/L, le reste de l'ionogramme est normal.

5°) Quel syndrome suspectez-vous ?	*15*
On suspecte un **syndrome d'activation macrophagique (8)** devant :	*8*
• Le terrain, lymphome de haut grade d'évolution rapide	
• La clinique :	
- Altération de l'état général avec fièvre élevée	
• La biologie :	
- **Hyperferritinémie (2),** hypertryglycéridémie	*2*
- **Pancytopénie (2)** d'origine centrale (anémie arégénérative) associée à une myélémie	*2*
- **Cytolyse hépatique et ictère à bilirubine conjuguée (2)**	*2*
- Syndrome inflammatoire à **fibrinogène bas (1)** (pas de CIVD)	*1*
- Hyponatrémie par SIADH	

6°) Quel examen hématologique viendrait conforter le diagnostic ? Que montrera-t-il ?	***7***
On fera le diagnostic à l'aide d'un **myélogramme (4)** Qui montrera un aspect **d'hémophagocytose pathologique (3)**	***4*** ***3***

Vous décidez de débuter une corticothérapie.

7°) 2 jours plus tard, votre patient est en réanimation, il a présenté un syndrome de lyse massif, décrivez les anomalies métaboliques observées.	***15***
• **Elévation LDH (2)** • **Hyperuricémie (2)** • **Hyperphosphorémie (2)** • **Hyperkaliémie (2)** • **Hypocalcémie (2)** • **Une insuffisance rénale aiguë (5)**	***2*** ***2*** ***2*** ***2*** ***2*** ***5***

8°) Quelle prévention du syndrome de lyse peut-on faire et quelle est la surveillance d'un patient à risque ?	***10***
Prévention : • **Echelonnement de la chimiothérapie (2)** initiale sur quelques jours (ici, la corticothérapie a un effet lytique identique), si possible • **Hyper-hydratation (2)** préalable 4 L/m^2/24 h en l'absence de contre-indication cardiaque • Par sérum salé isotonique **(1)** • **Uricolytiques (2),** urate-oxydase dans ce cas particulier Surveillance : • **Poids** quotidien **(1)** • **Diurèse** des 24 heures **(1)** • **Ionogramme sanguin**/6 h **(1)** • **Calcium, phosphore,** Magnésium/6 h • **TP, TCA, Fibrinogène** • **Ionogramme urinaire** pour compensation en électrolytes/12 h	***2*** ***2*** ***1*** ***2*** ***1*** ***1*** ***1***

COMMENTAIRES DU DOSSIER

Q6)

L'hémophagocytose pathologique est mise en évidence par la présence de :
Vacuoles de phagocytose contenant hématies, polynucléaires, lymphocytes, plaquettes et précurseurs médullaires).

DOSSIER 42

Un homme de 55 ans vous consulte pour une thrombocytose découverte fortuitement, lors d'un hémogramme demandé par la médecine du travail. Il n'a pas d'antécédent particulier et il ne se plaint de rien.

La numération retrouvait :

- Hb 15,2 g/dL
- VGM à 92 μ^3
- Leucocytes 13 600 dont 80 % de polynucléaires neutrophiles
- Plaquettes 721 000/mm^3

1°) Quelles sont les étiologies possibles de cette thrombocytose ?

2°) Quels arguments cliniques recherchez-vous en faveur d'une maladie de Vaquez ?

3°) Quels examens prescrivez-vous pour affirmer le diagnostic de maladie de Vaquez ?

4°) Quelles sont les complications possibles d'une maladie de Vaquez ?

5°) Quel sera le traitement chez ce patient ?

DOSSIER MALADIE DE VAQUEZ

1°) Quelles sont les étiologies possibles de cette thrombocytose ?	***20***
Syndrome myéloproliferatif : • **Thrombocytémie essentielle (5)** • **Maladie de Vaquez (5)** • **Leucémie myéloïde chronique (5)** Thrombocytémie secondaire : • **Syndrome inflammatoire (5)**	 ***5*** ***5*** ***5*** ***5***

2°) Quels arguments cliniques recherchez-vous en faveur d'une maladie de Vaquez ?	***20***
Signes positifs : • **Erythrose cutanée (2)** • **Prurit à l'eau (2)** • **Epigastralgies (2)** • **Signes neurosensoriels de viscosité (3) :** acouphènes, vertiges, myodésopsies • **Hypertension artérielle (2)** • **Goutte (2)** • **Splénomégalie, hépatomégalie (2)** Signes négatifs, absence de signes en faveur : • **D'une insuffisance respiratoire (2)** (bronchite chronique, tabagisme, dyspnée, cyanose, anomalies auscultatoires, hippocratisme digital) • **D'une masse des fosses lombaires (2)** • **D'un syndrome cérébelleux (1)**	 ***2*** ***2*** ***2*** ***3*** ***2*** ***2*** ***2*** ***2*** ***2*** ***1***

3°) Quels examens prescrivez-vous pour affirmer le diagnostic de maladie de Vaquez ?	***25***
Diagnostic positif : • **Mesure de la masse sanguine (6),** volume globulaire total > 36 mL/kg avec un volume plasmatique normal • Culture de moelle, culture spontanée des progéniteurs érythrocytaires (rarement faite en pratique) • **Echographie abdominale pour rechercher une splénomégalie (5)** • **Recherche mutation Jak 2 (5)**	 ***6*** ***5*** ***5***

Diagnostic négatif :	
• **Radiographie du thorax (2)**	2
• **Gazométrie artérielle (3)** pour éliminer une hypoxie	3
• Echographie abdominale pour éliminer une tumeur rénale ou hépatique	
• **Recherche du transcrit bcr-abl en biologie moléculaire pour éliminer une leucémie myéloïde chronique (4)**	4

4°) Quelles sont les complications possibles d'une maladie de Vaquez ?	***20***
Hyper uricémie (4) : goutte, colique néphrétique	4
Acutisation en leucémie aiguë secondaire (4)	4
Myélofibrose secondaire (4)	4
Thrombose artérielle ou veineuse : (6)	6
• AVC, infarctus du myocarde, mésentérique, occlusion de l'artère centrale de la rétine, embolie pulmonaire, syndrome de Budd-Chiari, phlébite, ischémie aiguë de membre	
Hémorragie par thrombopathie (2)	2
Ulcère gastro-duodénal	

5°) Quel sera le traitement chez ce patient ?	***15***
Compte tenu de son âge jeune < 60 ans et de la thrombocytose modérée < 800 000 plaquettes	
Le traitement reposera uniquement **sur des saignées (10)**	10
Saignées (350 mL) rapprochées initialement jusqu'à normalisation de l'hématocrite puis espacées tous les 1 ou 2 mois (5)	5

COMMENTAIRES DU DOSSIER

Q3)

Jak 2 est une protéine dont le gène est muté dans 95 % des maladies de Vaquez et 30 à 50 % des splénomégalies myéloïdes et thrombocytémie essentielle. Cette mutation est à l'origine d'une activation constitutionnelle de récepteur à l'EPO et provoque donc une polyglobulie. Elle se recherche par biologie moléculaire sur une prise de sang.

DOSSIER 43

Au cours d'un bilan systématique chez un patient de 64 ans, on découvre l'existence d'un pic d'allure monoclonal.
Ce patient est complètement asymptomatique et ne prend pas de médicament.

1°) Dans quel cas pratiquez-vous une immunofixation devant un pic d'allure monoclonale ?

Le pic migre dans les gammaglobulines et l'immunofixation confirme la monoclonalité.

2°) Discutez les différents diagnostics possibles en fonction de la nature de l'immunoglobuline. Dans chaque cas, quels examens pratiquez-vous pour confirmer le diagnostic et que montrent-ils ?

Les examens réalisés vous permettent de conclure à un myélome.

3°) Quel est votre bilan initial ?

4°) Donnez le nom de la classification et les éléments permettant de stadifier un myélome.

5°) Quelles sont les principales atteintes néphrologiques dans le cadre du myélome ?

6°) Ce patient revient vous voir en se plaignant d'une douleur d'apparition aiguë en D11-D12. A l'examen, vous trouvez un syndrome pyramidal bilatéral aux membres inférieurs.
Quel diagnostic suspectez-vous ? Quelles en sont les étiologies possibles ?

7°) Quel examen demandez-vous ?

8°) Commentez l'imagerie suivante.

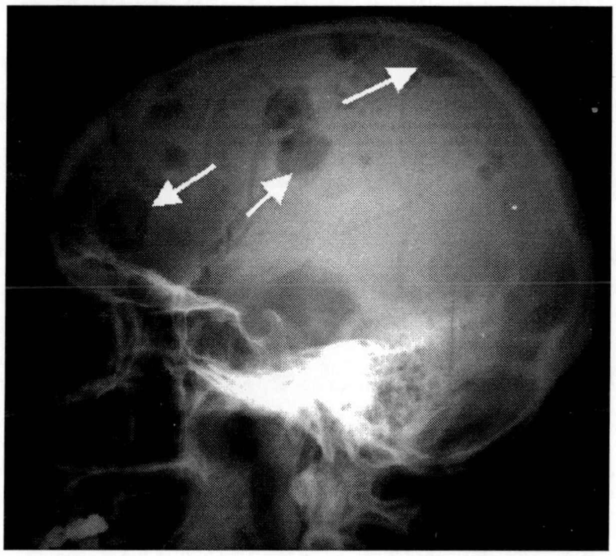

DOSSIER PIC MONOCLONAL - MYELOME MULTIPLE

1°) Dans quel cas pratiquez-vous une immunofixation devant un pic d'allure monoclonale ?	***5***
• Si le pic migre dans les **$\beta_2$globulines** ou les **γ globulines (3)** • Si le pic migre en α_2, l'étiologie est possiblement **inflammatoire,** on pratique donc cet examen **si le fibrinogène est normal (1)** • Si le pic migre **α 1,** l'étiologie est possiblement une **élévation de la transferrine,** on pratique donc cet examen **si la transferrine est normale (1)**	***3*** ***1*** ***1***

Le pic migre dans les gammaglobulines et l'immunofixation confirme la monoclonalité.

2°) Discutez les différents diagnostics possibles en fonction de la nature de l'immunoglobuline. Dans chaque cas, quels examens pratiquez-vous pour confirmer le diagnostic et que montrent-ils ?	***25***
<u>Si Ig G, Ig A, Ig E, Ig D :</u> • **Myélome : (5)** - Un **myélogramme** qui montre une infiltration > 20 % par des **plasmocytes dysmorphiques (3)** - Des **radiographies (3)** du squelette axial et des os longs proximaux et du crâne, qui montrent des lésions radiologiques typiques (géodes à l'emporte-pièce, déminéralisation diffuse, fractures, tassements vertébraux) <u>Si Ig M :</u> • **Waldenström : (4)** - **Biopsie ostéo-médullaire (2)** montrant une infiltration lymphoplasmocytaire - **Scanner thoraco-abdomino-pelvien (2)** montre une hépatosplénomégalie Quelle que soit la nature de l'immunoglobuline monoclonale, en cas de **normalité des examens,** on pourra conclure à **une immunoglobuline monoclonale de signification indéterminée (2)** En l'absence d'arguments pour un myélome ou un Waldenström, il faut envisager : • Devant une **moelle anormale :** un **lymphome,** une **leucémie lymphoïde chronique (2)** • Devant une **moelle normale : un plasmocytome, une amylose AL, un lymphome, une maladie auto-immune, une infection… (2)**	 ***5*** ***3*** ***3*** ***4*** ***2*** ***2*** ***2*** ***2*** ***2***

Les examens réalisés vous permettent de conclure à un myélome.

3°) Quel est votre bilan initial ?	***15***
Hémogramme (1) avec frottis sanguin	*1*
Electrophorèse des protéines sériques et urinaires (2)	*2*
Protéinurie des 24 heures (2), recherche d'une protéinurie de Bence-Jones	*2*
Créatininémie (2), calcémie **(2),** ionogramme sanguin	*2+2*
Radiographie (2) du squelette axial, des côtes et os longs proximaux	*2*
Myélogramme (3) avec examen cytogénétique	*3*
Caryotype (1) à visée pronostique	*1*

4°) Donnez le nom de la classification et les éléments permettant de stadifier un myélome.	***10***
Classification de **Salmon et Durie (5)**	*5*
Critères : **(1 x 5 = 5)** • Taux de l'immunoglobuline monoclonale • Hémoglobine • Calcémie • Protéinurie de Bence-Jones • Nombre de lésions osseuses	*5*

5°) Quelles sont les principales atteintes néphrologiques dans le cadre du myélome ?	***20***
<u>Causes d'insuffisance rénale aiguë :</u>	
• **Obstruction tubulaire par les chaînes légères (4)**	*4*
• **Iatrogène (4)** par iode, anti-inflammatoire non-stéroïdien	*4*
• **Hypercalcémie (2)**	*2*
• Déshydratation **(1)**	*1*
• Infiltration rénale plasmocytaire	
<u>Autres néphropathies :</u>	
• Tubulopathies : **syndrome de Fanconi (1)**	*1*
• Acidose distale, diabète insipide néphrogénique	
• Glomérulopathie :	
- **Amylose AL (3)**	*3*
- **Maladie des chaînes légères** (Randall) **(3)**	*3*
- **Cryoglobulinémie de type I (2)**	*2*

6°) Ce patient revient vous voir en se plaignant d'une douleur d'apparition aiguë en D11-D12. A l'examen, vous trouvez un syndrome pyramidal bilatéral aux membres inférieurs. ***Quel diagnostic suspectez-vous ? Quelles en sont les étiologies possibles ?***	***16***
On suspecte une **compression médullaire (5)** de niveau **D11-D12 (5)** devant : • Un syndrome rachidien (Ici, pas de syndrome lésionnel décrit) • Un syndrome sous-lésionnel pyramidal Les étiologies à évoquer sont : • Une **épidurite myélomateuse (3)** • Une **compression par fragments osseux (3)** à la suite d'une ostéolyse vertébrale	***5+5*** ***3*** ***3***

7°) Quel examen demandez-vous ?	***4***
On pratiquera **en urgence (2)** une **imagerie par résonance magnétique médullaire (2)** en coupe transversale et sagittale, centrée sur D11-D12 en séquence T1 avec et sans injection de gadolinium et en séquence T2 pour confirmer le diagnostic de compression médullaire et en déterminer l'étiologie.	***2*** ***2***

8°) Commentez l'imagerie suivante.	***5***
Radiographie du **crâne de profil (2)** Montre des **lésions d'ostéolyse (1)** sur la voûte crânienne **Sans ostéocondensation péri-lésionnelle (1)** **Lacunes multiples à l'emporte-pièce (1)** Réparties sur l'os frontal et pariétal La plus grande mesurant 2 cm de diamètre	***2*** ***1*** ***1*** ***1***

COMMENTAIRES DU DOSSIER

CLASSIFICATION DE SALMON ET DURIE

STADE Masse tumorale	STADE I ($< 0,6 \times 10^{12}/m^2$)	STADE II ($0,6\text{-}1,2 \times 10^{12}/m^2$)	STADE III ($> 1,2 \times 10^{12}/m^2$)
IgG	< 50 g/dL	*Ne correspond ni au stade I ni au stade II*	> 70 g/dL
IgA	< 30 g/dL		> 50 g/dL
Hb	> 10 g/dL		< 8,5 g/dL
Lésions osseuses	Pas de lésions		Au moins 3 atteintes
Protéinurie/24 h	< 4 g/24 h		> 12 g/dL
Calcémie	< 3 mmol/L		> 3 mmol/L
Critères	Tous les critères présents		Un seul critère suffit

DOSSIER 44

M. R., 34 ans, présente depuis quelques semaines une masse de la cuisse gauche, de taille croissante, non douloureuse. Il a consulté son médecin traitant qui vous l'adresse avec une forte suspicion de tumeur maligne des parties molles...

1°) a) Quels sont les éléments qui orientent vers une néoplasie devant cette lésion des parties molles ?
b) Quel est le type histologique le plus fréquemment rencontré ?

2°) Le diagnostic de cancer est confirmé (histologie concordante avec la réponse à la question b). Le bilan d'extension est négatif. Quels sont les éléments du traitement ?

3°) Quels sont les facteurs pronostiques ?

4°) Au cours de la surveillance post-traitement, un scanner thoracique retrouve 2 nodules pulmonaires à droite et un à gauche, qui n'existaient pas auparavant.
a) Quel diagnostic suspectez-vous ?
b) Quelle en est typiquement la sémiologie à l'imagerie ?

5°) Une confirmation histologique est-elle indispensable ? Quelles sont les autres formes possibles de cette maladie ?

6°) Un traitement curatif est envisagé ;
a) Quel est-il ?
b) Sous quelles conditions est-il réalisable ?

7°) Quelle est la principale complication à long terme, après ce traitement ?

DOSSIER SARCOME

1°) a) Quels sont les éléments qui orientent vers une néoplasie devant cette lésion des parties molles ? b) Quel est le type histologique le plus fréquemment rencontré ?	**15**
a) Les 2 principaux sont : • **L'âge jeune (5)** • **La localisation (5)** (le membre inférieur et en particulier la cuisse = site n°1) **b) Sarcome (5)**	 *5* *5* *5*

2°) Le diagnostic de cancer est confirmé (histologie concordante avec la réponse à la question b). Le bilan d'extension est négatif. Quels sont les éléments du traitement ?	**11**
Traitement chirurgical (3) = exérèse large (= 2 cm de marge) voire compartimentale + examen **anatomopathologie (2)** de toute la pièce opératoire (cf. fréquence des tumeurs mixtes) +/- extemporané. **Radiothérapie (2)** locale, post-opératoire à discuter. **Chimiothérapie (2)** systémique, pré-opératoire si tumeur localement avancée. Et bien sûr tout le baratin habituel = **consultation CECOS (1), 100 % (1),** soutien psychologique…	*3* *2* *2* *2* *1+1*

3°) Quels sont les facteurs pronostiques ?	**10**
Avant tout, le **caractère métastatique (3)** ou non de la tumeur. Ensuite, si la tumeur est non métastatique : • **Grade histologique (2)** • **Taille tumorale (2)** (> ou < 5 cm) La profondeur est également essentielle mais très généralement corrélée à la taille… Enfin, la **qualité du traitement (3)** (et notamment de l'exérèse) est fondamentale +++	*3* *2* *2* *3*

4°) Au cours de la surveillance post-traitement, un scanner thoracique retrouve 2 nodules pulmonaires à droite et un à gauche, qui n'existaient pas auparavant. ***a) Quel diagnostic suspectez-vous ?*** ***b) Quels en est typiquement la sémiologie à l'imagerie ?***	***10***
a) Récidive (3), métastatique (2), pulmonaire (1), bilatérale (1) **b)** • Caractère multiple et **bilatéral (1)** • Localisation **périphérique (1)** et aux bases pulmonaires (suit la vascularisation) • **Limites <u>nettes</u> (1)** ; excavation possible, notamment sous chimiothérapie • Caractère angio-centré au scanner	***3+2+1+1*** ***1*** ***1*** ***1***

5°) Une confirmation histologique est-elle indispensable ? Quelles sont les autres formes possibles de cette maladie ?	***14***
Non (5) Principale autre forme = la **lymphangite carcinomateuse (5) :** radiographie de thorax et surtout scanner objectivent un syndrome interstitiel bilatéral prédominant aux lobes inférieurs (+/- épanchement, adénopathie…) Beaucoup plus rarement : • **Adénopathie médiastinale (4)** • Bourgeon endo-bronchique = diagnostic différentiel avec un primitif difficile • Formes micro-emboliques	***5*** ***5*** ***4***

6°) Un traitement curatif est envisagé ; ***a) Quel est-il ?*** ***b) Sous quelles conditions est-il réalisable ?***	***35***
a) Traitement chirurgical (5) : • Soit une résection non-systématisée, si elle est techniquement réalisable (c'est-à-dire si la tumeur est suffisamment périphérique en gros) = **métastasectomie (3)** (simple) • Soit une résection systématisée : au mieux = **segmentectomie (2),** sinon lobectomie voire rarement pneumonectomie (il faut bien entendu tâcher d'être le plus économe possible) **b)** Il faut : • Un cancer **primitif** dit « **contrôlé** » **(5)** • **Pas d'autre site métastatique (5)** décelé (bilan complet +++) • **Pas d'autre traitement curatif (5)** potentiel, soit que la chimiothérapie soit réputée ou démontrée inefficace sur cette tumeur • Pas d'apparition récente (moins de 2 mois) **de nouvelles métastases (5)** pulmonaires • Que la chirurgie prévue, en raison de la taille, du nombre et de la localisation des lésions soit compatible avec une **capacité pulmonaire prédictive post-**	***5*** ***3*** ***2*** ***5*** ***5*** ***5*** ***5*** ***5***

opératoire acceptable (5)	
7°) Quelle est la principale complication à long terme, après ce traitement ?	**5**
La **récidive (5)**	**5**

COMMENTAIRES DU DOSSIER

Q1)

a) Le caractère non douloureux est compatible plus que « en faveur » *stricto sensu*, une lésion douloureuse n'étant pas incompatible car pouvant se développer aux dépends des gaines nerveuses.
Une taille > 5 cm doit toujours faire évoquer un sarcome (non précisée ici).

b) Remarque : les sous-types histologiques sont très nombreux (rhabdomyosarcome, liposarcome, histiocytosarcome...), très difficiles à deviner avant anatomopathologie...

La définition OMS du tissu mou = tissu extra-squelettique, non épithélial, à l'exclusion de la glie, du tissu lymphoïde, des séreuses et des tissus de soutien des organes et des viscères.

Q2)

La chirurgie peut, à l'extrême, être radicale = amputation (rare). Il, il ne faut pas voir la tumeur pendant le geste ; le curage ganglionnaire est le plus souvent non pratiqué car il s'agit de tumeurs peu lymphophiles.
Les complications de la radiothérapie sont classiques, sans oublier le risque de tumeur secondaire.
Ne pas se mouiller avec les drogues utilisées au cours de la chimiothérapie = trop complexe et tout le monde n'est pas d'accord.

Q4)

Des adénopathies médiastinales sont possibles mais rares, la métastase se comportant alors comme un primitif...

Q5)

Une fibroscopie bronchique est généralement pratiquée (souvent négative car il s'agit de lésions périphériques), une ponction-biopsie sous scanner peut être demandée ou sinon la chirurgie est proposée d'emblée.

Q6)

a) Points bonus à ceux qui diront que la décision finale de proposer la chirurgie thoracique au patient doit résulter d'une réunion trans-disciplinaire incluant un cancérologue, un pneumologue et un chirurgien thoracique au minimum...

b) Les cancers qui représentent les meilleures indications de résections de métastases pulmonaires sont les cancers du rein, colo-rectaux, thyroïdiens et les sarcomes (surtout ceux des tissus mous).

Q7)

Celle-ci n'est pas une contre-indication à une reprise chirurgicale à visée de nouveau curative bien sûr, car des survies prolongées ont été décrites après opérations itératives dans ces indications.

DOSSIER 45

Un homme de 72 ans consulte aux urgences pour une douleur de la charnière dorso-lombaire d'apparition brutale, suite à un faux mouvement au golf la veille. Il n'a pas d'antécédent particulier hormis une hypertension artérielle traitée, équilibrée par LOXEN® depuis 11 ans et une fracture bi-malléolaire de la cheville droite, opérée en 1992.

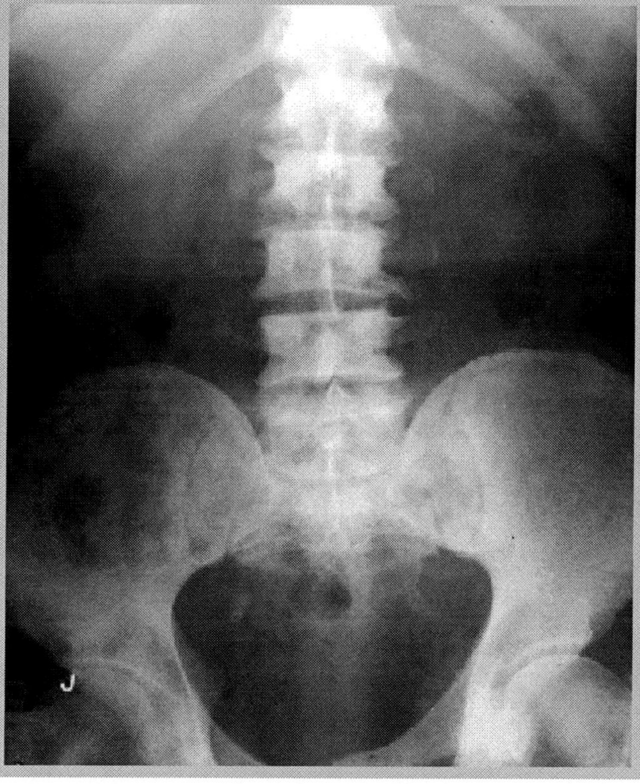

1°) Vous pratiquez la radiographie ci-dessus. Décrivez-là, quel diagnostic suspectez-vous ? Argumentez.
2°) Quels autres diagnostics pouvez-vous évoquez devant ce type d'image ?
3°) Quel bilan faites-vous pour obtenir un diagnostic ?

Alors que le patient est hospitalisé pour la réalisation du bilan, il se plaint d'une douleur lombaire croissante insomniante avec un EVA à 8.

4°) Quel traitement symptomatique pouvez-vous proposer ?

Au terme du bilan, vous faites le diagnostic d'adénocarcinome de la prostate T3aN0M1.

5°) Quel traitement spécifique instituez-vous ?
6°) Quels sont les effets secondaires de l'hormonothérapie ?
7°) Quelle est la durée moyenne avant échappement sous hormonothérapie ?
8°) 3 ans plus tard, lors des consultations de suivi, vous constatez une progression tumorale, que pouvez-vous lui proposer ?

DOSSIER METASTASE OSSEUSE

1°) Vous pratiquez la radiographie ci-dessus. Décrivez-là, quel diagnostic suspectez-vous ? Argumentez.	***20***
Radiographie **de face (2)** du bassin et du rachis lombaire	*2*
On constate des zones **d'ostéo-condensation multiples (3)**	*3*
Sur l'aile iliaque, le cotyle gauche, le sacrum, la tête fémorale gauche, le rachis dorso-lombaire notamment sur D12 et L1	
Pas d'image en faveur d'un tassement vertébral	
Ostéophytes arthrosiques diffus lombaires.	
Diagnostic :	
On suspecte des **métastases ostéo-condensante (4)**	*4*
Le plus souvent **d'origine prostatique (2)**	*2*
Métastases ostéo-condensantes devant :	
• Opacités de taille variable **d'aspect flou, en tache de bougie (2)**	*2*
• **Multiciplité des lésions (1)**	*1*
Origine prostatique devant : **(2)**	*2*
• Terrain, **homme de plus de 70 ans (1)**	*1*
• **Argument de fréquence (1)**	*1*
• Caractère **ostéo-condensant (1)**	*1*
• **Siège des localisations (1)**	*1*

2°) Quels autres diagnostics pouvez-vous évoquez devant ce type d'image ?	***12***
Métastase osseuse d'un autre cancer **: sein, carcinoïde pulmonaire (2)**	*2*
Tumeur osseuse primitive bénigne ou maligne **(2)**	*2*
Myélome (2) (très rare forme ostéo-condensante)	*2*
Maladie de Hodgkin (2)	*2*
Vertébroplastie (2)	*2*
Maladie de Paget (2)	*2*
Angiome vertébral	

3°) Quel bilan faites-vous pour obtenir un diagnostic ?	***20***
Bilan clinique :	
Interrogatoire	
• Recherche de facteurs de risque de néoplasie : tabagisme, consommation d'alcool	
• Antécédents familiaux de néoplasie	
• **Altération de l'état général (1)**	*1*
• En faveur d'un primitif : **prostatisme, hématurie, méléna, rectorragie, toux, épistaxis… (1)**	*1*

Examen clinique :	
• **Aires ganglionnaires (1)**	*1*
• **Examen abdominal, recherche d'une hépatosplénomégalie, d'une masse palpable (1)**	*1*
• Examen de l'ensemble du tégument	
• Palpation des seins, des fosses lombaires	
• Examen pulmonaire recherche d'un épanchement pleural	
Bilan paraclinique :	
• Radiographie du thorax à la recherche d'un primitif ou d'autres localisations secondaires	
• **Examen histologique (5)** - Soit sur adénopathie périphérique si retrouvée à la clinique - Soit sur prostate si toucher rectal anormal - En l'absence de signe d'appel clinique : biopsie vertébrale à visée diagnostique	*5*
• **Dosage des PSA (5)** et autres marqueurs (sensibilité et spécificité trop faible mais souvent fait en pratique)	*5*
• **Scintigraphie osseuse au technétium 99 (3)** pour faire le bilan de l'ensemble des lésions	*3*
• En l'absence d'orientation rapide, on demandera rapidement une **tomodensitométrie thoraco-abdomino-pelvienne avec et sans injection de produit de contraste (3)**	*3*

Alors que le patient est hospitalisé pour la réalisation du bilan, il se plaint d'une douleur lombaire croissante insomniante avec un EVA à 8.

4°) Quel traitement symptomatique pouvez-vous proposer ?	***10***
Symptomatologie liée à une douleur osseuse par excès de nociception :	
Traitement antalgique adapté **: (2)**	*2*
Classe III de l'OMS, morphinique per os : (3)	*3*
SKENAN® sulfate de morphine 30 mg matin et soir initialement **(1)**	*1*
SEVREDOL® 10 mg 1 comprimé toutes les quatre heures si douleur persistante **(1)**	*1*
Traitement associé : **laxatif et anti-émétique (1)**	*1*
On peut également proposer des co-antalgiques, type anti-inflammatoires non-stéroïdiens en l'absence de contre-indication.	
Si les douleurs persistent, on proposera une **irradiation externe flash sur les zones douloureuses (2)**	*2*
Information du patient sur sa douleur et les traitements proposés.	
Par ailleurs, on propose un traitement hypnotique si les insomnies persistent malgré la sédation de la douleur.	
Surveillance de l'efficacité et de la tolérance du traitement.	

Au terme du bilan, vous faites le diagnostic d'adénocarcinome de la prostate T3aN0M1.

5°) Quel traitement spécifique instituez-vous ?	*13*
Traitement **hormonal : (5)**	*5*
A visée **palliative (1)**	*1*
-Castration chimique : (2)	*2*
• **Agoniste de la LH-RH (2)**	*2*
• **Associé, en début de traitement pendant 1 mois à des anti-androgènes non-stéroïdiens (2)**	*2*
Ou	
-Castration chirurgicale :	
• **Pulpectomie sous-albuginée bilatérale (de moins en moins pratiquée) (1)**	*2*

6°) Quels sont les effets secondaires de l'hormonothérapie ?	*10*
Effet secondaire de l'hormonothérapie :	
Non spécifiques :	
• **Bouffées de chaleur (2)**	*2*
• **Impuissance (1)**	*1*
• **Gynécomastie (1)**	*1*
• **Diminution de la libido (1)**	*1*
• Diminution de la masse musculaire	
• **Ostéoporose (1)**	*1*
Spécifiques :	
• Œstrogènes : **accident cardiovasculaire et thrombo-embolique (1)**	*1*
• Agoniste LHRH : **effet flare-up en début de traitement (2)**	*2*
• Anti-androgènes périphériques stéroïdiens : **hépatotoxicité, céphalée, prise de poids (1)**	*1*
• Non-stéroïdiens : troubles digestifs, troubles de la vision des couleurs	

7°) Quelle est la durée moyenne avant échappement sous hormonothérapie ?	*5*
24 mois (5)	*5*

8°) 3 ans plus tard, lors des consultations de suivi, vous constatez une progression tumorale, que pouvez-vous lui proposer ?	***10***
Hormonothérapie de 2ème ligne par : **(2)**	***2***
• **Œstrogènes de synthèse (2)**	***2***
• Un autre **anti-androgène non-stéroïdien (2)**	***2***
• Un **anti-androgène stéroïdien (2)**	***2***
• **Anti-aromatase (1)**	***1***
• **Diéthylstibestrol (1)**	***1***
Surveillance	

COMMENTAIRES DU DOSSIER

Q5)

Contre-indication des agonistes LR-RH : absentes

Contre-indication des anti-androgènes non-stéroïdiens : insuffisance hépatique sévère

Contre-indication des anti-androgènes stéroïdiens : antécédents personnels ou familiaux de maladie thrombo-embolique, dépression, troubles de la fonction hépatique, tuberculose, hors du cas présent grossesse et allaitement.

Q7)

Après un certain délai, l'échappement à l'hormonothérapie est constant.

Q8)

En seconde ligne, on propose le plus souvent une nouvelle hormonothérapie.

La chimiothérapie, de plus en plus souvent utilisée pour le cancer de la prostate, est le plus souvent employée à partir de la 3ème ligne.

DOSSIER 46

M. J., 71 ans, se présente à votre consultation pour troubles urinaires d'allure mixte, associés à une hématurie, avec douleur à l'éjaculation.
La dysurie est de type rétentionnel avec une faiblesse du jet, un retard au déclenchement de la miction, persistant malgré l'introduction de XATRAL® par son médecin traitant.
Les symptômes irritatifs sont : une pollakiurie diurne et nocturne avec impériosité.

1°) Quel bilan de sa pathologie pratiquez-vous à ce stade ?

Le dosage du PSA revient à 11 µg/L et vous découvrez un nodule hypoéchogène à l'échographie endo-rectale que vous décidez de biopsier. L'anatomopathologiste vous confirme le diagnostic de cancer de la prostate, il précise qu'il s'agit d'un stade T2a, avec un score de Gleason à 6.

2°) Que signifie ce stade, comment calcule-t-on le score de Gleason ?

3°) Quel bilan complémentaire pratiquez-vous ?

4°) Dans quels cas pratiquerez-vous une tomodensitométrie thoraco-abdomino-pelvienne pour rechercher une atteinte ganglionnaire ?

5°) Quelles sont les 2 modalités thérapeutiques que vous pouvez proposer à M. J., quelles sont leurs complications respectives ?

6°) Qu'est-ce qui vous permettra de décider d'une thérapeutique plutôt que d'une autre ?

7°) Quels sont les éléments du dépistage du cancer de la prostate chez un patient asymptomatique ?

DOSSIER CANCER DE PROSTATE

1°) Quel bilan de sa pathologie pratiquez-vous à ce stade ?	***15***
Pour rechercher un cancer de la prostate : Examen clinique : • **Toucher rectal (4)**	*4*
Examens paracliniques : • **Dosage du PSA (4)**	*4*
• **Echographie prostatique endo-rectale (2)**	*2*
Pour rechercher un cancer de la vessie : • **Cystoscopie (2)** au moindre doute	*2*
• **Cytologie urinaire (1)**	*1*
Pour éliminer une infection : • **Bandelette urinaire et examen cytobactériologique des urines (2)**	*2*

Le dosage du PSA revient à 11 µg/L et vous découvrez un nodule hypoéchogène à l'échographie endo-rectale que vous décidez de biopsier. L'anatomopathologiste vous confirme le diagnostic de cancer de la prostate, il précise qu'il s'agit d'un stade T2a, avec un score de Gleason à 6.

2°) Que signifie ce stade, comment calcule-t-on le score de Gleason ?	***10***
T2a : **tumeur palpable, limitée à la prostate atteignant un seul lobe (4)**	*4*
Le score de Gleason est un **score histo-pronostique (3)**	*3*
• **Qui permet de déterminer la différentiation de la tumeur (2)**	*2*
• **Il est la somme des 2 grades de Gleason (de 1 à 5) dans les 2 populations les plus représentées (1)**	*1*
• Plus le score est élevé, moins le cancer est différencié	

3°) Quel bilan complémentaire pratiquez-vous ?	***15***
Bilan complémentaire : Biologie : **hémogramme, ionogramme, bilan hépatique, calcémie, hémostase, fonction rénale (2)**	*2*
Imagerie : **radiographie du thorax (3)**	*3*
Scintigraphie osseuse (car PSA > à 10) (5)	*5*
On discutera une **IRM avec antenne pelvienne ou endo-rectale pour s'assurer de l'absence d'extension extra-prostatique (5)**	*5*
Pas de scanner car pas de facteurs de risque de dissémination ganglionnaire	

4°) Dans quels cas pratiquerez-vous une tomodensitométrie thoraco-abdomino-pelvienne pour rechercher une atteinte ganglionnaire ?	***9***
Gleason > ou égal à 7 (3) **PSA > 15 (3)** **Stade > T2a (3)**	***3*** ***3*** ***3***

5°) Quelles sont les 2 modalités thérapeutiques que vous pouvez proposer à M. J., quelles sont leurs complications respectives ?	***31***
Radiothérapie (5) **Curiethérapie ou radiothérapie externe (2)** Complications : • Immédiates : **cystite, rectite, iléite (1 x 3)** • Tardive : **impuissance, incontinence, sténose urétrale ou urétérale, rectite, entérite (1 x 6)** **Chirurgie (5)** **Prostatectomie radicale (2)** **Avec curage ganglionnaire ilio-obturateur dans un premier temps (1)** et examen extemporané puis histologique définitif des pièces. Complications de la chirurgie : • Aiguës : **infection, hémorragie, complications anesthésiques (1 x 3)** • Chroniques : **incontinence, impuissances, sténose urétrale, anéjaculation (1 x 4)**	***5*** ***2*** ***3*** ***6*** ***5*** ***2*** ***1*** ***3*** ***4***

6°) Qu'est-ce qui vous permettra de décider d'une thérapeutique plutôt que d'une autre ?	***10***
L'avis du patient (10) Après information des différentes thérapeutiques disponibles et explication des modalités et effets secondaires respectifs.	***10***

7°) Quels sont les éléments du dépistage du cancer de la prostate chez un patient asymptomatique ?	***10***
Dosage du PSA (5) **Toucher rectal (5)**	***5*** ***5***

COMMENTAIRES DU DOSSIER

Classification TNM des cancers de prostate :

T	Tumeur locale
T1a	Tumeur non palpable découverte histologique fortuite < 5 % tissu analysé ou réséqué
T1b	Tumeur non palpable découverte histologique fortuite > 5 % tissu analysé ou réséqué
T2a	Tumeur limitée à la moitié d'un lobe
T2b	Tumeur atteignant plus de la moitié d'un lobe
T2c	Tumeur envahissant les 2 lobes
T3a	Envahissement extra-capsulaire unilatéral
T3b	Envahissement extra-capsulaire bilatéral
T3c	Envahissement d'une ou deux vésicules séminales
T4	Tumeur fixée ou envahissement des organes voisins autres que les vésicules séminales
N	**Adénopathies**
N1	1 ganglion < 2 cm
N2	1 ganglion 2-5 cm ou plusieurs ganglions < 5 cm
N3	1 ganglion > 5 cm
M	**Métastases**
M1a	Ganglions non régionaux
M1b	Métastases osseuses
M1c	Autres métastases

DOSSIER 47

Vous recevez M. C., 65 ans, à votre consultation. Il se plaint depuis plusieurs mois d'émission par l'anus de sang rouge accompagnant ou non les selles ; depuis quelques semaines, il ressent même des douleurs basses suivies d'une exonération afécale, parfois associées à une sensation douloureuse de corps étranger intra-rectal...
Dans ses antécédents, on retrouve :
- Angines à répétition dans l'enfance
- Rhumatisme articulaire aigu
- Appendicectomie
- Syndrome dépressif il y a une dizaine d'années
- Hypertrophie bénigne de la prostate traitée médicalement

1°) Comment appelez-vous en termes médicaux les 2 derniers symptômes dont se plaint M. C. ? A quel type de symptomatologie correspondent-ils ?

2°) Quels sont les grands cadres étiologiques de cette sémiologie ?

3°) Quels sont les temps forts de votre examen clinique ?

4°) Cet examen ne vous indique pas d'orientation étiologique précise. Quels examens complémentaires réalisez-vous ?

5°) Vous retrouvez une lésion bourgeonnante, dure, friable et saignante, située à 12 cm de la marge anale. Quel diagnostic évoquez-vous ? Comment le confirmez-vous ?

6°) Ce diagnostic est confirmé. Quel bilan complémentaire réalisez-vous ?

7°) Ce bilan est favorable à un traitement curatif, l'extension lymphatique proximale est positive. Quel traitement proposez-vous donc ?

8°) Quels sont les principaux facteurs pronostiques ?

9°) Quelles sont les principales complications du traitement ?

DOSSIER CANCER DU RECTUM

1°) Comment appelez-vous en termes médicaux les 2 derniers symptômes dont se plaint M. C. ? A quel type de symptomatologie correspondent-ils ?	***10***
Douleurs basses suivies d'une exonération afécale = **épreinte (3)**	***3***
Sensation douloureuse de corps étranger intra-rectal = **tenesme (3)**	***3***
Il s'agit d'une symptomatologie de **syndrome rectal (4)**	***4***

2°) Quels sont les grands cadres étiologiques de cette sémiologie ?	***10***
Il faut connaître :	
-Les **tumeurs (2) :** cancers, polypes, lymphomes…	***2***
-Les **infections (2) :**	***2***
• **Bactériennes (1)** = les germes digestifs pathogènes responsables des syndromes dysentériques sans oublier le *Clostridium difficile*	***1***
• **Virales (1)** = colo-rectite à CMV, lésions herpétiques	***1***
• **Parasitaires (1)** = amibiase, bilharziose	***1***
-Les **maladies inflammatoires (1) :** maladie de Crohn et RCH	***1***
-Les **fécalomes (1)** ou les **corps étrangers (1)** intra-rectaux	***1+1***

3°) Quels sont les temps forts de votre examen clinique ?	***10***
Interrogatoire : (1)	***1***
• Recherche des **antécédents** personnels ou **familiaux (1)** de cancer ou d'adénome colo-rectaux	***1***
Examen clinique :	
• Général : <u>**poids**</u> **(2),** pouls, tension artérielle, appréciation de l'état général	***2***
• Abdomen : palpation d'une **masse (1),** d'une hépatomégalie, d'une ascite (percussion +++)	***1***
• <u>**Toucher rectal**</u> **(2) :** palpation d'une tumeur (si celle-ci se situe à moins de 8 à 10 cm de la marge anale) et ses caractéristiques, recherche de nodules de carcinose péritonéale, évaluation de la prostate, du tonus sphinctérien…	***2***
• Palpation des **aires ganglionnaires (1)** (ganglion de Troisier, sus-claviculaire gauche)	***1***
• Recherche de <u>**signes d'anémie**</u> **(1)** et appréciation de sa tolérance (asthénie ?, douleurs thoraciques ?, dyspnée ?)	***1***
• <u>**Auscultation cardiaque**</u> **(1)** car antécédent de RAA (souffle ?)	***1***

4°) Cet examen ne vous indique pas d'orientation étiologique précise. Quels examens complémentaires réalisez-vous ?	***10***
<u>Rectoscopie</u> ou **recto-sigmoïdoscopie (5)** au tube rigide (examen réalisé sans anesthésie générale, après préparation par lavement rectal seulement) Recherche d'une anémie = **NFS-plaquettes (3)** Bilan **d'hémostase (2) :** TP, TCA, fibrinogène	***5*** ***3*** ***2***

5°) Vous retrouvez une lésion bourgeonnante, dure, friable et saignante située à 12 cm de la marge anale. Quel diagnostic évoquez-vous ? Comment le confirmez-vous ?	***10***
Cancer du rectum (3) **<u>Coloscopie totale</u> (3)** (si la tumeur est franchissable) **<u>Prophylaxie de l'endocardite</u> (2)** Préparation colique Anesthésie générale Biopsies multiples de la tumeur Recherche d'une 2ème lésion cancéreuse (= 5 % des cas) et de polypes coliques **<u>Anatomopathologie</u> (2)** des fragments biopsiés ou réséqués	***3*** ***3*** ***2*** ***2***

6°) Ce diagnostic est confirmé. Quel bilan complémentaire réalisez-vous ?	***10***
Bilan d'extension : -Loco-régional : • **Echo-endoscopie rectale (3)** (IRM si lésion infranchissable) -A distance : • **Echographie abdominale (2)** • **RXT et TDM thoracique (3)** • Biologie = ACE, BHC, BPC Bilan pré-thérapeutique : -Bilan pré-opératoire classique + consultation d'anesthésie -**<u>Echographie-doppler cardiaque</u> (2)** -Avis urologique non systématique	 ***3*** ***2*** ***3*** ***2***

7°) Ce bilan est favorable à un traitement curatif, l'extension lymphatique proximale est positive. Quel traitement proposez-vous donc ?	***15***
Radiothérapie pelvienne néo-adjuvante (3) Traitement **chirurgical (1)** à 6 semaines : **-Résection antérieure du rectum (3)** **-Prophylaxie de l'endocardite (1)** -Préparation colique -Avec **exérèse du méso-rectum (3)** -Anastomose colo-rectale +/-protégée -**Anatomopathologie (1)** de toutes les pièces opératoires Chimiothérapie adjuvante **(2)** **Surveillance (1)**	***3*** ***1*** ***3*** ***1*** ***3*** ***1*** ***2*** ***1***

8°) Quels sont les principaux facteurs pronostiques ?	***10***
2 sont impérativement à citer : • <u>Extension</u> tumorale (4) = classification de Dukes (1) et TNM (1) • **<u>Qualité de l'exérèse</u> (4)** chirurgicale (notamment de l'exérèse du méso-rectum couramment appelée TME = *total méso-rectum excision*) = > cf. CRO et CR histologique	 ***4+1+1*** ***4***

9°) Quelles sont les principales complications du traitement ?	***15***
De la radiothérapie : **-Rectite radique (2)** De la chirurgie : -Aiguës : • Liées à l'anesthésie générale • Rétention vésicale aiguë • **<u>Fistule anastomotique</u>** (2) • **Abcès pelvien (2)** -A distance : • **Troubles génito-sphinctériens (2)** • **<u>Récidive</u> (2) loco-régionale** De la chimiothérapie : **-Aiguë hématologique (2)** • **Aiguë non hématologique (1) :** digestive, **rénale (1),** spasme coronarien, alopécie • **Chronique (1) :** neurologique, cancer secondaire - Lié à la chambre implantable **(1)**	 ***2*** ***2*** ***2*** ***2*** ***2*** ***2*** ***1*** ***1*** ***1***

COMMENTAIRES DU DOSSIER

Q2)
Un syndrome rectal doit faire évoquer une MST ou un autre problème induit par une sexualité anale (corps étrangers…)

Q4)
On pouvait citer d'emblée la coloscopie totale, sous anesthésie générale, avec biopsies et prophylaxie de l'endocardite, mais la coutume veut que l'on commence souvent par une rectoscopie (examen rapide, facile, pas d'AG…) et la question suivante vous suggère de commencer par la rectoscopie.

Q5)
Il s'agit d'un adénocarcinome.

Q8)
Les autres sont moins importants :
- Cliniques : révélation par une occlusion ou une perforation, qui sont très rares pour le rectum par rapport au côlon
- Biologiques : ACE pré-opératoire élevé
- Histologique : tumeur indifférenciée

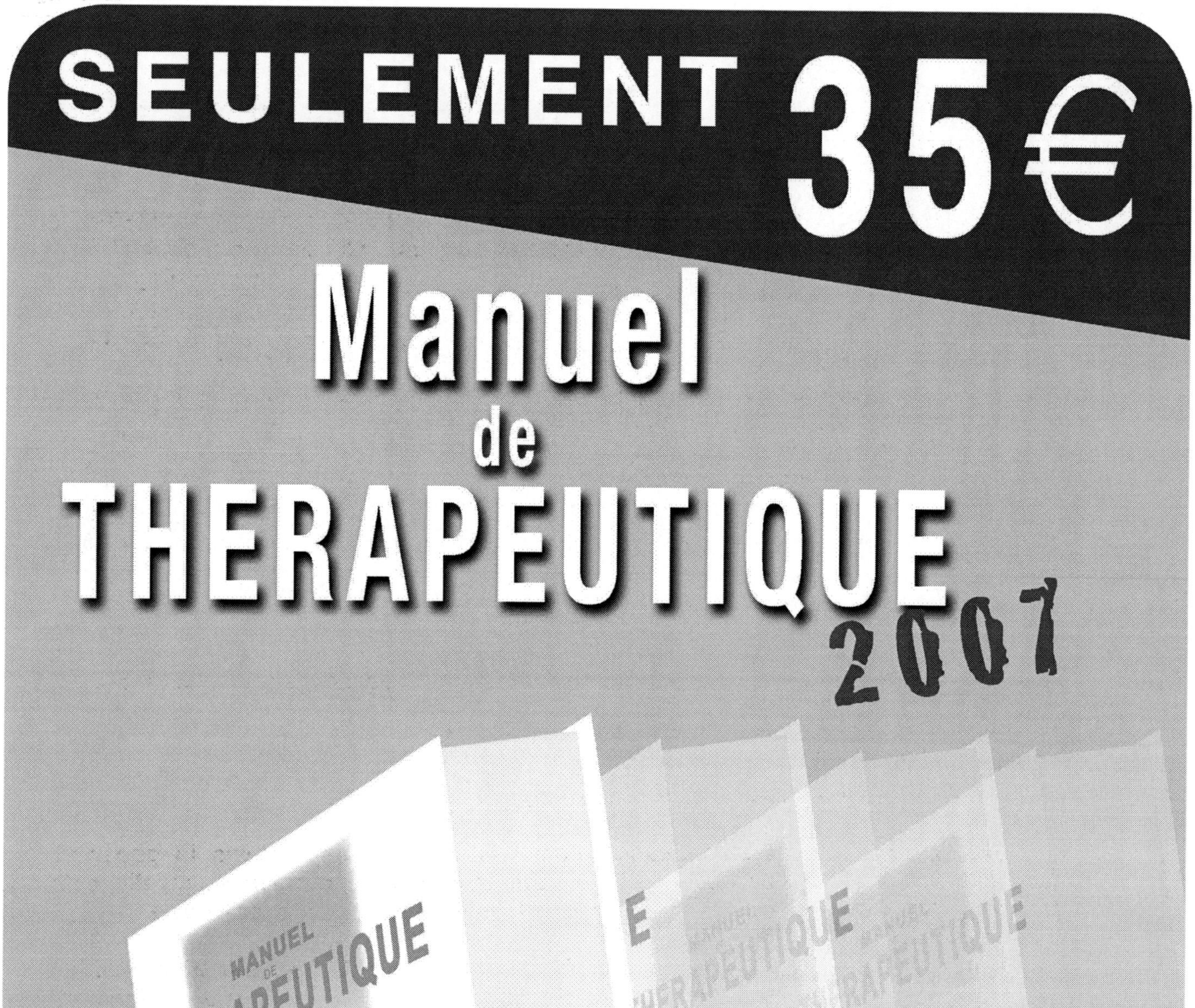
SEULEMENT 35€
Manuel
de
THERAPEUTIQUE
2007
MANUEL DE THERAPEUTIQUE
4ème édition
Pierre Khalifa
Toute la thérapeutique en poche
VG
www.vernazobres-grego.com
VG

DOSSIER 48

Mme R., 49 ans, vous est adressée par son médecin traitant. Dans ses antécédents, on retrouve un asthme dans l'enfance, une allergie à la pénicilline, une salpingectomie unilatérale pour grossesse extra-utérine et un stripping de varices bilatéral.
Elle présente en fait depuis plusieurs années un lobe gauche de la thyroïde qui est multi-nodulaire ; son médecin a réalisé les examens suivants :
-Numération-plaquettes : 7 500 GB, 13,2 g/dL d'Hb, 263 000 plaquettes
-Ionogramme sanguin sans particularité
-T3, T4 et TSHus = normaux
-Thyro-calcitonine = 6 pg/mL (N < 10 pg/mL)
-Scintigraphie thyroïdienne retrouvant un lobe gauche avec des nodules iso- ou hypo-fixants, et un lobe droit indemne.

1°) a) Que pensez-vous de l'intérêt de la scintigraphie dans ce genre de situation ? Justifiez.
b) Que pensez-vous de l'intérêt du dosage de la calcitonine ?

2°) Quelle est maintenant la conduite à tenir diagnostique ?

3°) Les explorations réalisées ci-dessus sont plutôt rassurantes, mais la patiente souhaite être opérée car ces nodules traînent depuis longtemps et qu'elle est maintenant décidée à s'en débarrasser. Quelle intervention proposez-vous ?

4°) Tout se passe bien, les suites sont simples ; 7 jours après l'opération, alors que la patiente est déjà sortie, l'anatomopathologiste vous appelle pour vous signaler l'existence d'un carcinome papillaire de 1 cm qu'elle n'avait pas vu auparavant. Qu'en pensez-vous ?

5°) Quelle attitude adoptez-vous ?

6°) La patiente décrit au décours du traitement des fourmillements autour de la bouche et au bout des doigts ; qu'en pensez-vous ?

DOSSIER CANCER DE LA THYROIDE

1°) a) Que pensez-vous de l'intérêt de la scintigraphie dans ce genre de situation ? Justifiez. ***b) Que pensez-vous de l'intérêt du dosage de la calcitonine ?***	***15***
a) Il faut retenir que la scintigraphie a **peu d'intérêt (3)** dans les nodules thyroïdiens avec une TSHus normale **car** elle est **trop peu discriminative (2)**	***3*** ***2***
b) Le dosage de la calcitonine permet de dépister avec une **bonne sensibilité (3)** et **spécificité (3)** le **cancer médullaire de la thyroïde (4)** devant un nodule thyroïdien.	***3*** ***3+4***

2°) Quelle est maintenant la conduite à tenir diagnostique ?	***10***
Echographie thyroïdienne : (5)	***5***
• **Cherche d'autres nodules (1)**	***1***
• Confirme une éventuelle formation kystique	
• Et surtout **guide les cytoponctions : (1)**	***1***
- A l'aiguille fine	
- Par un **opérateur entraîné (1)**	***1***
- **Multiples (1),** sur les nodules les plus suspects	***1***
- Avec envoi en **anatomopathologie pour cytologie (1)**	***1***

3°) Les explorations réalisées ci-dessus sont plutôt rassurantes, mais la patiente souhaite être opérée car ces nodules traînent depuis longtemps et qu'elle est maintenant décidée à s'en débarrasser. Quelle intervention proposez-vous ?	***15***
Traitement **chirurgical (3) :**	***3***
• **Cervicotomie (1)** transverse	***1***
• Exploration, bilan des lésions	
• **Lobo-isthmectomie gauche (5)**	***5***
• Après **repérage** du **nerf récurrent (1)** gauche et des 2 glandes (si possible) **parathyroïdiennes (1)** homo-latérales	***1*** ***1***
• Envoi en **anatomopathologie (2)** pour examen **extemporané (1)** et **définitif (1)** de la pièce opératoire	***2+1*** ***1***
• Fermeture et surveillance post-opératoire	

4°) Tout se passe bien, les suites sont simples ; 7 jours après l'opération, alors que la patiente est déjà sortie, l'anatomopathologiste vous appelle pour vous signaler l'existence d'un carcinome papillaire de 1 cm qu'elle n'avait pas vu auparavant. ***Qu'en pensez-vous ?***	***20***
Il s'agit d'une erreur **difficilement compréhensible (10)** En effet, des erreurs sont possibles en anatomopathologie, surtout dans le cadre de l'examen extemporané ; mais dans ce cas présent, 2 éléments font « tiquer » : • La **taille** de la **lésion (5)** (1 cm, il faut le faire pour passer à côté) • **L'histologie papillaire (5)** = le cancer le plus fréquent et dont l'architecture est facilement reconnaissable Dans cette situation, l'anatomopathologiste n'a probablement pas examiné les nodules en extemporané…	***10*** ***5*** ***5***

5°) Quelle attitude adoptez-vous ?	***30***
Rappeler la patiente et la **re-convoquer (2)** **Explication (3)** claire, loyale et intelligible de la situation (en consultation s'il vous plaît, et pas au téléphone) en précisant bien la lenteur d'évolution des cancers thyroïdiens (surtout le papillaire) et que cet épisode malencontreux n'aggrave pas le pronostic. Reprogrammer une opération mais pas avant 2 voire 3 mois (avant ce délai, les phénomènes de remaniement inflammatoire post-chirurgical rendent toute reprise difficile et dangereuse !) **Reprise chirurgicale : (5)** • Reprendre la précédente cicatrice de cervicotomie • **Levée des adhérences (2),** nouvelle exploration • **Totalisation de la thyroïdectomie (3) + curage ganglionnaire (3)** • Après repérage du nerf récurrent droit et des parathyroïdes droites • Envoi en **anatomopathologie (2)** de toutes les pièces opératoires • Fermeture et surveillance post-opératoire **Radiothérapie (5)** intraveineuse à l'iode 131, six semaines après la chirurgie s'il existe des facteurs de mauvais pronostic. **Traitement hormonal <u>substitutif et freinateur</u> (5)** systématique	***2*** ***3*** ***5*** ***2*** ***3+3*** ***2*** ***5*** ***5***

6°) La patiente décrit au décours du traitement des fourmillements autour de la bouche et au bout des doigts ; qu'en pensez-vous ?	***10***
Hypocalcémie **(5)** Par **hypo-parathyroïdie (5)** post-opératoire	***5*** ***5***

COMMENTAIRES DU DOSSIER

Q1)
En fait, on sait que dans ces cas-là elle va retrouver des nodules dits froids, dont la classique réputation péjorative est injustifiée puisque environ 10 % d'entre eux seulement sont néoplasiques ; or, parmi l'ensemble des nodules thyroïdiens, entre 5 et 10 % sont malins ; d'où le faible pouvoir de discrimination de la scintigraphie thyroïdienne…

Celui-ci ne fait pas l'objet d'un consensus, mais il faut savoir que pas mal d'endocrinologues le demandent maintenant quasi-systématiquement, donc ça n'est pas choquant de le demander.

Q2)
3 résultats possibles de la cytologie :
-Bénin = résultat rassurant
-Douteux = surveillance (clinique, nouvelle échographie +/- re-cytoponction)
-Malin = traitement
Noter enfin que cette cytologie ne donne jamais un résultat histologique. (Elle étudie des cellules et non pas une architecture tissulaire).

Q4)
Les erreurs avec un carcinome vésiculaire, plus rare et dont l'architecture est très proche du tissu thyroïdien normal ou adénomateux, sont bien plus compréhensibles ; on rappelle que le cancer vésiculaire est également dénommé cancer folliculaire.

Q6)
Le plus souvent transitoire (mais à surveiller !)

DOSSIER 49

Mme V., 57 ans, vous consulte pour des douleurs abdominales ; celles-ci sont d'apparition récente (quelques semaines) et de localisation épigastrique ; elles résistent aux différents traitements médicamenteux essayés (Xolaam®, Di-Antalvic®). Pas d'autre plainte fonctionnelle par ailleurs. Les antécédents de cette patiente sont :

- -Amygdalectomie dans l'enfance
- -Myomectomie utérine endoscopique
- -Zona intercostal il y a quelques années

1°) Quel est le 1er examen à réaliser dans ces conditions ?

2°) Vous retrouvez ainsi une petite lésion fundique légèrement bourgeonnante, quelles sont les différentes tumeurs de l'estomac que vous connaissez ?

3°) Cette lésion répond, après analyse par votre collègue, à un lymphome. Quels autres renseignements lui demandez-vous ?

4°) Quel est le bilan d'extension de la maladie ?

5°) Quels sont les principaux facteurs pronostiques ?

6°) Quels sont les différents traitements dont vous disposez ?

DOSSIER LYMPHOME DIGESTIF

1°) Quel est le 1er examen à réaliser dans ces conditions ?	***15***
Fibroscopie œso-gastro-duodénale **(10)** Après prémédication et bilan d'hémostase Sous anesthésie générale Avec **biopsies (2)** multiples, systématiques (antre gastrique notamment) et dirigées (sur toute lésion anormale) Envoi en **anatomopathologie (3)** de tous les prélèvements	***10*** ***2*** ***3***

2°) Vous retrouvez ainsi une petite lésion fundique légèrement bourgeonnante, quelles sont les différentes tumeurs de l'estomac que vous connaissez ?	***20***
Tumeurs **bénignes : (1)**	***1***
• **Epithéliales (2) : polype adénomateux (2),** polype hyperplasique…	***2+2***
• **Mésenchymateuses** (ou conjonctives) **(2) :** leïomyomes, lipomes…	***2***
• Tumeurs border-line : tumeurs **stromales (2)** (les GIST sont une entité très particulière)	***2***
Tumeurs **malignes (1) :**	***1***
• **Adénocarcinomes (2)**	***2***
• **Linites (2)**	***2***
• Tumeurs **neuro-endocrines (2)**	***2***
• **Lymphomes (2)**	***2***
• **Métastases (2)**	***2***

3°) Cette lésion répond, après analyse par votre collègue, à un lymphome. Quels autres renseignements lui demandez-vous ?	***15***
Quel est le **grade de malignité (5) ?** (haut ou bas grade ?)	***5***
Quel est le **phénotype des lymphocytes (5) ?** (B ou T ?)	***5***
Helicobacter pylori **(5)** est-il présent dans les biopsies antrales ?	***5***

4°) Quel est le bilan d'extension de la maladie ?	***20***
Il s'agit d'un bilan d'extension classique de lymphome, associé à un bilan d'extension de cancer de l'estomac :	
• **Echo-endoscopie (2)** (apprécie l'extension pariétale et ganglionnaire loco-régionale)	***2***
• **Radio de thorax (2), échographie abdominale (2) et surtout TDM cervico-thoraco-abdomino-pelvienne (3),** avec opacification digestive haute et basse et injection intraveineuse de produit de contraste iodé	***2+2*** ***3***
• **Examen ORL (2)** complet (avec cavoscopie)	***2***
• Bilan **biologique (1) :** NFS-plaquettes, VS, CRP, **LDH (2), β2 microglobuline (2),** ionogramme, BHC, BPC, **EPP (2)** voire IEPP	***1+2*** ***2+2***
• **Biopsie ostéo-médullaire (2)**	***2***

5°) Quels sont les principaux facteurs pronostiques ?	***15***
Le **type histologique (5) :** phénotype B de meilleur pronostic, bas grade ou haut grade de malignité	***5***
L'extension de la maladie = **stade (5)**	***5***
L'âge : jeune = meilleur pronostic	
La **réponse au traitement d'induction (5)** +++++	***5***

6°) Quels sont les différents traitements dont vous disposez ?	***15***
L'éradication d'*helicobacter pylori* (5) +++ = bi-antibiothérapie + inhibiteurs de la pompe à protons	***5***
La **chirurgie (3)** (gastrectomie totale le plus souvent)	***3***
La **chimiothérapie (4)**	***4***
La **radiothérapie (3)**	***3***

COMMENTAIRES DU DOSSIER

Q3)
Helicobacter pylori est un facteur étiologique essentiel des lymphomes gastriques, surtout les lymphomes de MALT (= tissu lymphoïde associé aux muqueuses) ; en effet, on distingue classiquement 2 types de lymphomes de l'estomac :

- Les lymphomes à petites cellules ou lymphomes de MALT = lymphomes de bas grade de malignité : HP est quasi-constamment retrouvé et son éradication peut même souvent suffire à la guérison de la maladie
- Les lymphomes à grandes cellules = de haut grade de malignité, beaucoup plus agressifs

Q5)
La réponse au traitement est un des éléments clé du pronostic.

Q6)
Les indications sont très complexes, mal connues et certainement pas de votre ressort.

DOSSIER 50

Mme D., 47 ans, vous est adressée par son médecin traitant ; elle a fait une crise de colique néphrétique il y a 2 semaines et il lui a prescrit une échographie abdominale et pelvienne ; celle-ci n'a retrouvé aucune anomalie sur les reins, mais en revanche 2 lésions hépatiques ont été remarquées, une dans le foie droit, une dans le foie gauche...

1°) Quelles sont les tumeurs hépatiques bénignes que vous connaissez ?

2°) Quelles sont les tumeurs malignes du foie que vous connaissez ?

3°) La lésion du foie gauche est arrondie et mesure 2 cm ; elle est anéchogène, avec un renforcement postérieur.
a) Quel diagnostic évoquez-vous ?
b) Comment le confirmez-vous ?
c) Quel est votre traitement ?

4) La lésion du foie droit mesure 3 cm ; elle est hétérogène, avec des zones hypo- et des zones hyperéchogènes ; sa vascularisation au doppler est assez importante... Quel examen demandez-vous pour faire avancer le diagnostic ?

5°) Cet examen est en faveur d'un adénome hépatique, sans toutefois pouvoir l'affirmer.
a) Quelle question devez-vous poser à Mme D. ?
b) Quelles sont les principales complications de cette lésion ?
c) Quelle exploration diagnostique demandez-vous ?

6°) Au décours de cette exploration, la patiente présente des douleurs abdominales, de localisation sous-costale droite ; tout va bien par ailleurs mais vous êtes inquiet. Quels sont les 2 examens à demander ?

7°) On diagnostique finalement un carcinome fibro-lamellaire ; le reste du foie est sain par ailleurs...
a) Quelle lésion élémentaire radiologique est caractéristique de cette tumeur ?
b) Quel traitement proposez-vous si la tumeur est isolée ?

DOSSIER TUMEUR HEPATIQUE

1°) Quelles sont les tumeurs hépatiques bénignes que vous connaissez ?	***10***
L'angiome (4) (de loin la plus fréquente = 3 à 7 % de la population) **L'hyperplasie nodulaire focale (3)** **L'adénome (3)** (rare)	***4*** ***3*** ***3***

2°) Quelles sont les tumeurs malignes du foie que vous connaissez ?	***14***
Primitives (1) :	***1***
• Le **carcinome hépatocellulaire (3)** (de loin la plus fréquente, > 9/10 fois sur foie cirrhotique)	***3***
• Le **carcinome fibro-lamellaire (2)**	***2***
• **L'hépatoblastome (2)**	***2***
• Le **cholangio-carcinome intra-hépatique (2)**	***2***
Secondaires (1) :	***1***
• **Métastases (3)** évidemment, les cancers digestifs sont particulièrement en cause (colo-rectal ++) mais <u>tous</u> les cancers peuvent être impliqués	***3***

3°) La lésion du foie gauche est arrondie et mesure 2 cm ; elle est anéchogène, avec un renforcement postérieur. ***a) Quel diagnostic évoquez-vous ?*** ***b) Comment le confirmez-vous ?*** ***c) Quel est votre traitement ?***	***10***
a) On pense à un <u>**kyste biliaire**</u> **(4)**	***4***
b) Aucun examen (3) n'est nécessaire pour confirmer le diagnostic, l'échographie étant le meilleur examen pour les kystes biliaires	***3***
c) <u>**Abstention (3)** thérapeutique</u>	***3***

4°) La lésion du foie droit mesure 3 cm ; elle est hétérogène, avec des zones hypo- et des zones hyperéchogènes ; sa vascularisation au doppler est assez importante… Quel examen demandez-vous pour faire avancer le diagnostic ?	***10***
Une **IRM hépatique (10)** En séquence T-1, T-2 et T-1 + gadolinium En l'absence de contre-indications	***10***

5°) Cet examen est en faveur d'un adénome hépatique, sans toutefois pouvoir l'affirmer. a) Quelle question devez-vous poser à Mme D. ? b) Quelles sont les principales complications de cette lésion ? c) Quelle exploration diagnostique demandez-vous ?	***25***
a) Prise d'une **contraception orale œstroprogestative (5)**	***5***
b) Une complication aiguë = **<u>hémorragie</u> (5)** intra-tumorale +/- rupture intra-péritonéale = > hémopéritoine possible	***5***
Une complication « chronique » = **<u>dégénérescence</u> (5)** en carcinome hépatocellulaire	***5***
c) Ponction biopsie hépatique (3)	***3***
Après vérification de **l'hémostase (1)** = plaquettes, TP, TCK, voire temps d'occlusion (= équivalent du temps de saignement mais plus moderne et plus facile)	***1***
En foie tumoral (2) <u>et</u> en foie non-tumoral (2)	***2+2***
Avec éventuel examen anatomopathologique extemporané	
Examen **anatomopathologique (2)** définitif de tous les prélèvements	***2***
Garder le décubitus 6 heures après le geste Sortie à J-0 ou J-1	

6°) Au décours de cette exploration, la patiente présente des douleurs abdominales, de localisation sous-costale droite ; tout va bien par ailleurs mais vous êtes inquiets. Quels sont les 2 examens à demander ?	***11***
NFS-plaquettes (hémoglobine acceptée) (4)	***4***
Echographie hépatique (4)	***4***
EN URGENCE ! (3)	***3***

7°) On diagnostique finalement un carcinome fibro-lamellaire ; le reste du foie est sain par ailleurs… ***a) Quelle lésion élémentaire radiologique est caractéristique de cette tumeur ?*** ***b) Quel traitement proposez-vous si la tumeur est isolée ?***	***20***
a) Calcification (10), présente 1/3 fois environ **b)** Traitement **chirurgical (10)** à visée curative	***10*** ***10***

COMMENTAIRES DU DOSSIER

Q1)
Il existe bien d'autres lésions, mais qui sont beaucoup trop rares pour qu'il soit intéressant de vous en parler et le kyste biliaire n'est pas une tumeur hépatique !

Q3)
Le kyste biliaire est également une lésion très fréquente (= 5 % de la population).

Q4)
Angio-scanner hépatique = la moitié des points seulement ; désolé mais aujourd'hui, l'IRM est bien plus performante et doit théoriquement être demandée en 2ème intention après l'échographie…

Q6)
On craint évidemment une complication hémorragique, type hématome intra-hépatique, sous-capsulaire voire hémopéritoine débutant.

Classification TNM des hépatocarcinomes :

T : Tumeur

T1 : tumeur solitaire mesurant moins de 2 cm sans infiltration vasculaire
T2 : tumeur < 2 cm avec infiltration vasculaire, plusieurs tumeurs < 2 cm, sans infiltration vasculaire, une tumeur > 2 cm sans infiltration vasculaire
T3 : une tumeur > 2 cm avec infiltration vasculaire, plusieurs tumeurs dans un lobe avec infiltration vasculaire, multiples lésions > 2 cm dans un seul lobe
T4 : multiples tumeurs dans plus d'un lobe, infiltration de la veine porte ou de la veine hépatique, infiltration d'un organe adjacent (autre que la vésicule), perforation du péritoine viscéral

N : Ganglions

N0 : pas d'atteinte ganglionnaire
N1 : ganglions locaux envahis

M : Métastases

M0 : pas de métastases
M1 : métastases à distance

10 DOSSIERS TRANSVERSAUX

DOSSIER 1

Vous recevez ce jour Mme A., 51 ans, d'origine algérienne. Elle ne parle pas très bien français, mais vous fait comprendre qu'elle ne se sent pas bien depuis quelque temps ; elle est fatiguée, a perdu de son appétit et pourtant son ventre a grossi, ce qui la gêne beaucoup et lui fait même parfois un peu mal.
Vous l'examinez sans tarder et vous constatez effectivement une augmentation de volume de l'abdomen. Il existe une matité déclive aux changements de position ; l'abdomen est diffusément sensible ; le reste de l'examen est sans particularité...

1°) Quel diagnostic principal posez-vous facilement ? Quel est le 1er geste à effectuer ?

2°) Quel bilan complémentaire demandez-vous ?

3°) Le liquide principal prélevé retrouve un taux de protides à 38 g/L ; le reste du bilan est sans particularité. Quels sont les diagnostics que vous évoquez ?

4°) L'ensemble du bilan maximal réalisé est négatif. Il reste une ultime solution pour obtenir un diagnostic, quelle est-elle ?

**5°) On retrouve ainsi de multiples petits nodules de couleur gris-blanc, grossièrement centimétriques, sur le péritoine pariétal ; rien à signaler par ailleurs.
Quels sont maintenant les 2 diagnostics entre lesquels vous devez trancher ?**

6°) Malheureusement, un de vos collègues vous appelle pour vous signaler qu'il s'agit de la plus grave des 2 maladies. Quelles sont les principales pathologies de départ à évoquer ?

7°) Vous découvrez finalement que la maladie d'origine est colique. Un traitement curatif est envisagé devant le jeune âge de la patiente et l'absence d'autre atteinte le contre-indiquant. Quel est-il ?

8°) Ce traitement est mis en œuvre et est bien toléré. 18 mois plus tard, la patiente consulte aux urgences de votre hôpital avec un tableau d'occlusion. Quel(s) diagnostic(s) évoquez-vous ?

REPONSES

1°) Quel diagnostic principal posez-vous facilement ? Quel est le 1er geste à effectuer ?	*15*
Epanchement intra-péritonéal = **ASCITE (5)**	*5*
1er geste = **ponction (5)** de l'ascite à visée **exploratrice (2)** (à l'union des 2/3 internes et du 1/3 externe d'une ligne virtuelle unissant l'épine iliaque antéro-supérieure gauche et l'ombilic)	*5+2*
• **Biochimie (1)** du liquide : pour dosage des protides et de l'albumine +/- amylase, triglycérides, cholestérol, LDH, adénosine désaminase,…	*1*
• **Bactériologie (1) :** examen direct par coloration de Gram, mise en culture sur milieux standards et surtout mise en culture sur flacons d'hémoculture (= asciculture), +/-examen par coloration de Ziehl (ou auramine) et mise en culture sur Löwenstein…	*1*
• **Cytologie (1) :** comptage des cellules et recherche de cellules anormales.	*1*

2°) Quel bilan complémentaire demandez-vous ?	*13*
Bilan **biologique (1)** « de débrouillage », qui peut à lui seul vous orienter très fortement vers une étiologie particulière :	*1*
• **Bilan hépatique complet (4)** (oubli = 0)	*4*
• NFS-plaquettes, VS, CRP, hémostase, ionogramme sanguin, urée, créatinine, lipase	
• Electrophorèse des protides	
• +/- Bilan des causes possibles d'affections hépatiques = sérologies virales, fer sérique	
• +/- Marqueurs tumoraux peuvent être demandés : ACE, α-fœtoprotéine.	
Bilan **morphologique (1) :**	*1*
• **Echographie abdominale, pelvienne et hépatique (4)**	*4*
• +/- En fonction de l'orientation : TDM abdomino-pelvienne, FOGD, PBH…	
• Radiographie du thorax +/- échographie cardiaque **(1)**	*1*
IDR à la tuberculine (2)	*2*

3°) Le liquide principal prélevé retrouve un taux de protides à 38 g/L ; le reste du bilan est sans particularité. Quels sont les diagnostics que vous évoquez ?	***17***
Ascite riche en protides (on ne parle plus trop d'exsudat) :	
• **Carcinose péritonéale, primitive (= mésothéliome péritonéal) (3) ou secondaire (4)**	***3*** ***4***
• **Ascite tuberculeuse (3)**	***3***
• **Ascite pancréatique (2)**	***2***
• Ascite par **obstacle sus-hépatique (1) : insuffisance cardiaque droite (2) ou syndrome de Budd-Chiari (2)**	***1+2*** ***2***

4°) L'ensemble du bilan maximal réalisé est négatif. Il reste une ultime solution pour obtenir un diagnostic, quelle est-elle ?	***15***
Après évacuation complète de l'ascite (1) et bilan pré-opératoire :	***1***
Laparoscopie (4)	***4***
Exploration (2) complète de la cavité péritonéale	***2***
Bilan lésionnel	
Biopsies (2) systématiques et dirigées, **cytologie (1)** péritonéale	***2+1***
Possible **conversion (1)** en laparotomie, dont la patiente doit être **prévenue (1)**	***1+1***
Envoi en **anatomopathologie (3)** de tout prélèvement	***3***

5°) On retrouve ainsi de multiples petits nodules de couleur gris-blanc, grossièrement centimétriques, sur le péritoine pariétal ; rien à signaler par ailleurs. Quels sont maintenant les 2 diagnostics entre lesquels vous devez trancher ?	***10***
Tuberculose (5) péritonéale	***5***
Carcinose (5) péritonéale secondaire ou (moins probablement car plus rare) primitive	***5***

6°) Malheureusement, un de vos collègues vous appelle pour vous signaler qu'il s'agit de la plus grave des 2 maladies. Quelles sont les principales pathologies de départ à évoquer ?	***10***
Par ordre de fréquence décroissante :	
• Cancer du **pancréas (3)**	***3***
• Cancer de l'**ovaire (3)** (tumeur épithéliale +++)	***3***
• Cancer **colo-rectal (2)**	***2***
• Cancer de l'**estomac (2)**	***2***

7°) Vous découvrez finalement que la maladie d'origine est colique. Un traitement curatif est envisagé devant le jeune âge de la patiente et l'absence d'autre atteinte le contre-indiquant. Quel est-il ?	***10***
Traitement **chirurgical (1)** à visée curative	***1***
En **centre spécialisé (1)**	***1***
Laparotomie (1), exploration, bilan des lésions (1)	***1+1***
Résection colique (1) segmentaire	***1***
Exérèse de tous les **nodules (1)** macroscopiquement visibles de carcinose péritonéale	***1***
Envoi de toutes les pièces pour examen **anatomopathologique (1)**	***1***
Chimiothérapie hyper-thermique intra-péritonéale peropératoire (1)	***1***
Chimiothérapie systémique (1) post-opératoire	***1***
Surveillance (1)	***1***

8°) Ce traitement est mis en œuvre et est bien toléré. 18 mois plus tard, la patiente consulte aux urgences de votre hôpital avec un tableau d'occlusion. Quel(s) diagnostic(s) évoquez-vous ?	***10***
Récidive tumorale loco-régionale (4)	***4***
Récidive de **carcinose péritonéale (4)** occlusive	***4***
Occlusion sur **bride (2)**	***2***
Et pour les malades mentaux, vous n'avez qu'à évoquer une neuropathie végétative aux sels de platine avec atteinte digestive…	

COMMENTAIRES DU DOSSIER

Q2)

On vous a volontairement mis un bilan exhaustif, histoire de vous faire un petit rappel de cours ; ce qu'il faut absolument mettre est l'échographie abdominale, le bilan hépatique, l'IDR et, faut-il le rappeler, la ponction. Le reste ne sera probablement pas coté, sauf orientation franche donnée par l'énoncé.

Q3)

Les autres étiologies sont franchement plus rares ; on pourrait évoquer une maladie périodique, une hypothyroïdie profonde…

Q6)

Seules les tumeurs épithéliales, qui sont de même origine embryologique que le péritoine, ont un fort tropisme pour l'épithélium.

Q7)

C'est une question anecdotique, intombable évidemment.

CHIP : hyper spécialisés et en cours de protocole, pas encore validé.

Souvent, on réalise une chimiothérapie systémique avant la CHIP, du fait des délais très longs.

DOSSIER 2

Mme J., 68 ans, est porteuse chronique du virus C. Elle l'a contracté suite à une transfusion après une extraction dentaire hémorragique il y a une vingtaine d'années. Sa maladie a été diagnostiquée il y a 3 ans lors d'un bilan d'asthénie, au stade de cirrhose ; son score de Child-Pugh est A-5. Mme J. est parfaitement suivie depuis cette période.

1°) Quels sont les examens complémentaires minimaux que doit comprendre toute surveillance de cirrhose ?

2°) Le dernier bilan a retrouvé un nodule de 2,5 cm du segment VII, qui n'existait pas auparavant. Quel est le 1er diagnostic à évoquer dans ce contexte ?

3°) Quelles sont les causes fréquentes de cette maladie ?

4°) Quels sont les critères à réunir pour retenir le diagnostic sans histologie ?

5°) Quels sont les 2 inconvénients de la ponction-biopsie hépatique ?

6°) Vous retenez le diagnostic ; quel bilan pré-thérapeutique réalisez-vous ?

7°) Quels sont les traitements dont vous disposez ?

REPONSES

1°) Quels sont les examens complémentaires minimaux que doit comprendre toute surveillance de cirrhose ?	15
<u>**Prévention des hémorragies digestives :**</u> **(2)**	2
• Dépistage des varices œsophagiennes, gastriques, de la gastropathie d'hypertension portale par **fibroscopies hautes (3)** régulières (au moins tous les 2 ans)	3
<u>**Dépistage du carcinome hépatocellulaire :**</u> **(2)**	2
• **α-fœtoprotéine (3)** + **échographie abdominale (3)** tous les 6 mois (avec le même radiologue si possible)	3+3
<u>**Dépistage du syndrome hépato-rénal :**</u> **(2)**	2
• Ionogramme sanguin, urée, créatinine tous les 6 mois	

2°) Le dernier bilan a retrouvé un nodule de 2,5 cm du segment VII, qui n'existait pas auparavant. Quel est le 1er diagnostic à évoquer dans ce contexte ?	10
Carcinome hépatocellulaire (10)	10

3°) Quelles sont les causes fréquentes de cette maladie ?	20
Cirrhose post-hépatite B ou B + D (5)	5
Cirrhose post-hépatite C (5)	5
Cirrhose alcoolique (5)	5
Cirrhose sur hémochromatose héréditaire (5)	5

4°) Quels sont les critères à réunir pour retenir le diagnostic sans histologie ?	20
Selon la conférence de Barcelone (réunie en 2000), il faut :	
• **2 examens d'imagerie (échographie-doppler, TDM, IRM, artériographie) concordants, retrouvant une tumeur > 2 cm, hyper-vascularisée au temps artériel (10)**	10
• <u>**OU**</u> **1 seul examen retrouvant une tumeur > 2 cm, hyper-vascularisée au temps artériel + un taux d'α-fœtoprotéine > 400 ng/mL (10)**	10

5°) Quels sont les 2 inconvénients de la ponction-biopsie hépatique ?	*10*
Taux non négligeable de **faux-négatifs (5)** Risque de **dissémination (5)** tumorale sur le trajet de l'aiguille (estimé à 2 %)	*5* *5*

6°) Vous retenez le diagnostic ; quel bilan pré-thérapeutique réalisez-vous ?	*10*
Bilan d'**extension (2)** de la maladie :	*2*
• **TDM thoraco-abdomino-pelvienne (3)** systématique, +/- autres si points d'appel	*3*
Bilan de la cirrhose : (2)	*2*
• Classification de **Child-Pugh (2)**	*2*
• Evaluation de l'hypertension portale (fibroscopie œso-gastro-duodénale voire mesure directe par cathétérisme)	
• **Evaluation volumétrique (1)** grâce à l'imagerie devenue très performante dans ce domaine	*1*
• Evaluation de l'activité de l'hépatopathie = PCR quantitative du VHC	

7°) Quels sont les traitements dont vous disposez ?	*15*
Traitement chirurgical : (2)	*2*
• **Résection hépatique (3)** partielle, le plus souvent systématisée	*3*
• **Transplantation hépatique (3)**	*3*
Destruction locale :	
• **Alcoolisation (2)**	*2*
• **Radiofréquence (3)**	*3*
Traitement intra-artériel :	
• **Chimio-embolisation (2)**	*2*
La plupart des autres traitements purement médicaux sont réputés inefficaces	

COMMENTAIRES DU DOSSIER

Q1)
L'ascite et l'encéphalopathie hépatique, qui sont les 2 autres complications majeures de la cirrhose, se recherchent cliniquement.

Q3)
Le virus B et l'hémochromatose héréditaire peuvent très rarement induire un CHC chez des malades qui ne sont pas au stade de cirrhose. Par ailleurs, savoir que les cirrhoses biliaires, les maladies de Wilson, les déficits en α-1 anti-trypsine et les cirrhoses auto-immunes dégénèrent rarement en CHC.

	1 point	2 points	3 points
TP	> 50 %	40-50 %	< 40 %
Albumine (g/L)	> 35	35-28	< 28
Bilirubine (mol/L)	< 35	35-50	> 50
Ascite	Absente	Modérée	Importante
Encéphalopathie	Absente	Confusion	Coma

Q7)
La radiofréquence est un traitement à connaître car de plus en plus pratiqué.

DOSSIER 3

Une femme de 43 ans vous est adressée pour une tumeur de l'utérus diagnostiquée devant l'apparition d'une masse pelvienne.
L'histologie révèle un sarcome.

1°) De quel type de tissus sont issus les sarcomes ?

2°) Quel est l'examen le plus performant pour explorer un sarcome ? Que recherche-t-il ?

3°) Quel est le site métastatique préférentiel des sarcomes ? Dans quel pourcentage ?

4°) Lors de la biopsie de cette tumeur, quelle précaution faut-il prendre ?

5°) Citez 5 sarcomes différents des parties molles.

6°) Quel est le type histologique le plus fréquemment retrouvé dans la localisation présentée par cette patiente ?

7°) Quel est le traitement anti-mitotique le plus fréquemment employé avec un sarcome ? A quelle famille appartient-il ?

La patiente reçoit le traitement prévu, la tolérance et l'efficacité sont satisfaisantes.
A la consultation de surveillance, 6 mois plus tard, elle vous demande comment accéder à son dossier médical.

8°) Pouvez-vous accéder à sa requête ? Que lui expliquez-vous ? Détaillez votre réponse.

REPONSES

1°) De quel type de tissus sont issus les sarcomes ?	*10*
Tissu conjonctif (10)	*10*

2°) Quel est l'examen le plus performant pour explorer un sarcome ? Que recherche-t-il ?	*15*
IRM (10) Permet de visualiser les **rapports de la tumeur avec les structures de voisinage (5)**	*10* *5*

3°) Quel est le site métastatique préférentiel des sarcomes ? Dans quel pourcentage ?	*15*
Métastases **pulmonaires (10)** Dans **plus de 50 % des cas (5)**	*10* *5*

4°) Lors de la biopsie de cette tumeur, quelle précaution faut-il prendre ?	*5*
Le trajet de la biopsie doit se faire **en fonction de la voie d'abord que l'on pourra utiliser pour l'exérèse tumorale (5)**	*5*

5°) Citez 5 sarcomes différents des parties molles.	*10*
Parmi : • **Leiomyosarcome** • **Fibrosarcome** • **Rhabdomyosarcome** • **Hystiocytome fibreux malin** • **Liposarcome** • **Hémangiosarcome** • **Lymphangiosarcome** • **Synovialosarcome** • **Sarcome de Kaposi** • **Neurosarcome** **(2 x 5 réponses)**	*2x5*

6°) Quel est le type histologique le plus fréquemment retrouvé dans la localisation présentée par cette patiente ?	***11***
Leiomyosarcome (11)	***11***

7°) Quel est le traitement anti-mitotique le plus fréquemment employé avec un sarcome ? A quelle famille appartient-il ?	***15***
Adriamycine (10) **Anthracycline** ou **inhibiteur de la topo-isomérase II intercalant (5)**	***10*** ***5***

La patiente reçoit le traitement prévu, la tolérance et l'efficacité sont satisfaisantes. A la consultation de surveillance, 6 mois plus tard, elle vous demande comment accéder à son dossier médical.

8°) Pouvez-vous accéder à sa requête ? Que lui expliquez-vous ? Détaillez votre réponse.	***19***
Oui (6) Il faut qu'elle envoie une **lettre recommandée avec accusé de réception (6)** Au **directeur de l'hôpital (1)** En spécifiant le **motif de la demande (1)** Le lieu de la consultation du dossier, hôpital ou domicile Seule ou accompagnée Elle devra payer les photocopies Elle doit avoir une réponse dans un délai de 8 jours **(2)** On lui conseille la présence d'un médecin **(3)**	***6*** ***6*** ***1*** ***1*** ***2*** ***3***

DOSSIER 4

Mme S., 52 ans, vient consulter dans votre cabinet de médecine générale pour un renouvellement de pilule. Alors que vous l'examinez, vous notez sur son bras gauche une lésion noire. Lorsque vous l'interrogez, elle vous explique qu'elle ne sait pas quand est apparue cette lésion mais qu'elle avait déjà noté sa présence il y a 2 mois.

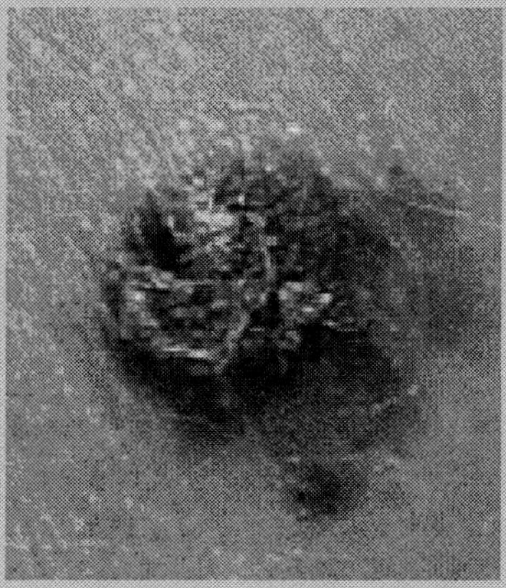

1°) Quels sont les critères en faveur de la malignité devant cette lésion de la peau que vous constatez et ceux que vous recherchez ?
2°) Quels sont les différents types de mélanomes ?
3°) Quelles classifications histologiques connaissez-vous ? Que mesurent-elles ? Quelle est la plus utilisée ? Pourquoi ?
4°) Quels sont les facteurs de risque des mélanomes ?
5°) Quel est le mode d'extension des mélanomes ?
6°) Quel est le pays où la prévalence du mélanome est la plus importante au monde ? Pourquoi ?
7°) Quelle est l'épidémiologie du mélanome, incidence et mortalité ?
8°) Quels sont les diagnostics différentiels envisageables devant un mélanome ?

Vous traitez la patiente de manière initialement satisfaisante pour son mélanome avec un Breslow de 1,4 mm.
Mais, 2 ans plus tard, alors que vous exerciez votre surveillance régulièrement et que rien ne vous orientait vers une récidive, on découvre des métastases cérébrales à l'occasion de crises convulsives partielles.
Vous décidez de l'inclure dans un protocole comprenant de l'interféron.

9°) Quels sont les différents types d'essais thérapeutiques ? Quel est le but de chaque phase ?
10°) Selon la loi Huriet-Sérusclat votée en 1988, quelle instance doit examiner tout projet de recherche clinique ? Quelle est sa fonction ? Quels documents examine-t-elle ?

REPONSES

1°) Quels sont les critères en faveur de la malignité devant cette lésion de la peau que vous constatez et ceux que vous recherchez ?	*15*
La tumeur présente : **Asymétrie des contours (3)** **Bords irréguliers (3)** **Couleur hétérogène (3)** On recherche : **Diamètre supérieur à 6 mm (3)** **Evolutivité de la lésion (3)**	 *3* *3* *3* *3* *3*

2°) Quels sont les différents types de mélanomes ?	*10*
Mélanose de Dubreuilh (2) **Mélanome superficiel extensif (2)** **Mélanome lentigineux (1)** **Mélanome acral (2)** **Mélanome nodulaire (2)** **Mélanome muqueux (1)**	*2* *2* *1* *2* *2* *1*

3°) Quelles classifications histologiques connaissez-vous ? Que mesurent-elles ? Quelle est la plus utilisée ? Pourquoi ?	*10*
Clark : profondeur en fonction des structures anatomiques (2) **Breslow : épaisseur tumorale (2)** On utilise l'indice de **Breslow : (4)** • **Marqueur pronostique (1)** • **Guide l'exérèse chirurgicale (1)**	*2* *2* *4* *1* *1*

4°) Quels sont les facteurs de risques des mélanomes ?	*11*
Personnels :	
• **Exposition solaire (4)**	*4*
• **Phototypes clairs (2)**	*2*
• Nævi multiples	
• **Nævi dysplasiques (1)**	*1*
• **Nævi congénitaux (1)**	*1*
• Puvathérapie	
• **Antécédent de mélanome (1)**	*1*
• Traitement immunosuppresseur	
Familiaux :	
• **Syndrome des nævi dysplasiques familiaux (1)**	*1*
• *Xeroderma Pigmentosum*	
• **Antécédent de mélanome (1)**	*1*

5°) Quel est le mode d'extension des mélanomes ?	*12*
1) Superficiel au-dessus de la membrane basale (2)	*2*
2) Dans le derme superficiel (2)	*2*
3) Evolution verticale : dans le derme profond (2)	*2*
4) Métastase en transit : entre tumeur initiale et relais ganglionnaire (2)	*2*
5) Atteinte **ganglionnaire (2)**	*2*
6) Métastase viscérale à distance **(2)**	*2*

6°) Quel est le pays où la prévalence du mélanome est la plus importante au monde ? Pourquoi ?	*4*
Australie (2)	*2*
Population de blancs à la peau claire (1)	*1*
Latitudes très ensoleillées (1)	*1*

7°) Quelle est l'épidémiologie du mélanome, incidence et mortalité ?	*2*
En France :	
• Incidence **5 à 10 pour 100 000 (1)**	*1*
• Mortalité **1,5 pour 100 000 (1)**	*1*

8°) Quels sont les diagnostics différentiels envisageables devant un mélanome ?	***8***
• **Nævus atypique (2)** • **Kératose séborrhéique (2)** • **Carcinome basocellulaire tatoué (2)** • **Hystiocytofibrome pigmenté (1)** • **Angiome thrombosé (1)**	***2*** ***2*** ***2*** ***1*** ***1***

Vous traitez la patiente de manière initialement satisfaisante pour son mélanome avec un Breslow de 1,4 mm.
Mais, 2 ans plus tard, alors que vous exerciez votre surveillance régulièrement et que rien ne vous orientait vers une récidive, on découvre des métastases cérébrales à l'occasion de crises convulsives partielles.
Vous décidez de l'inclure dans un protocole comprenant de l'interféron.

9°) Quels sont les différents types d'essais thérapeutiques ? Quel est le but de chaque phase ?	***16***
Phase I :	
• **Etude de la tolérance et de la pharmacocinétique (3)**	***3***
• Pratiqué en l'absence d'autres propositions thérapeutiques efficaces	
• Sans bénéfice individuel direct	
Phase II :	
• **Etude de l'efficacité, le taux de réponse (2)**	***2***
• **Détermination du meilleur effet / dose (2)**	***2***
Phase III :	
• **Randomisée (2)**	***2***
• **Nouveau protocole comparé à la référence (2)**	***2***
• Souvent multicentrique	
• Obtention de **l'autorisation de mise sur le marché** d'un nouveau médicament **(1)**	***1***
Phase IV :	
• Population large	
• **Recherche d'effets secondaires rares (2)**	***2***
• **Permet de développer de nouvelles indications (2)**	***2***

10°) Selon la loi Huriet-Sérusclat votée en 1988, quelle instance doit examiner tout projet de recherche clinique ? Quelle est sa fonction ? Quels documents examine-t-elle ?	***12***
CPP : Comité de Protection des Personnes (4)	***4***
S'assure que la **conduite de l'essai est bien conforme aux règles de bonne pratique et de l'éthique (3)**	***3***
Documents :	
• **Le protocole (1)**	***1***
• **Le formulaire de consentement (1)**	***1***
• **Résumé de la recherche (1)**	***1***
• Le *Curriculum Vitæ* des investigateurs	
• **Notice d'information pour le patient (1)**	***1***
• **Assurances par le promoteur (1)**	***1***

COMMENTAIRES DU DOSSIER

Q1)
Le fameux ABCDE

Q2)
Donc, 2 types de distribution en fonction de la topographie et de la présentation.
Ces différents types peuvent se succéder dans le temps.
Ainsi, un mélanome d'extension initialement superficiel peut devenir nodulaire.

Q10)
Le CPP examine le caractère éthique et l'acceptabilité d'un essai, mais pas son intérêt scientifique.

INDICE DE BRESLOW ET PRONOSTIC :

Epaisseur	Survie à 5 ans
< = 0,75 mm	96 %
0,76-1,49 mm	87 %
1,50-2,49 mm	75 %
2,50-3,99 mm	66 %
> = 4 mm	47 %

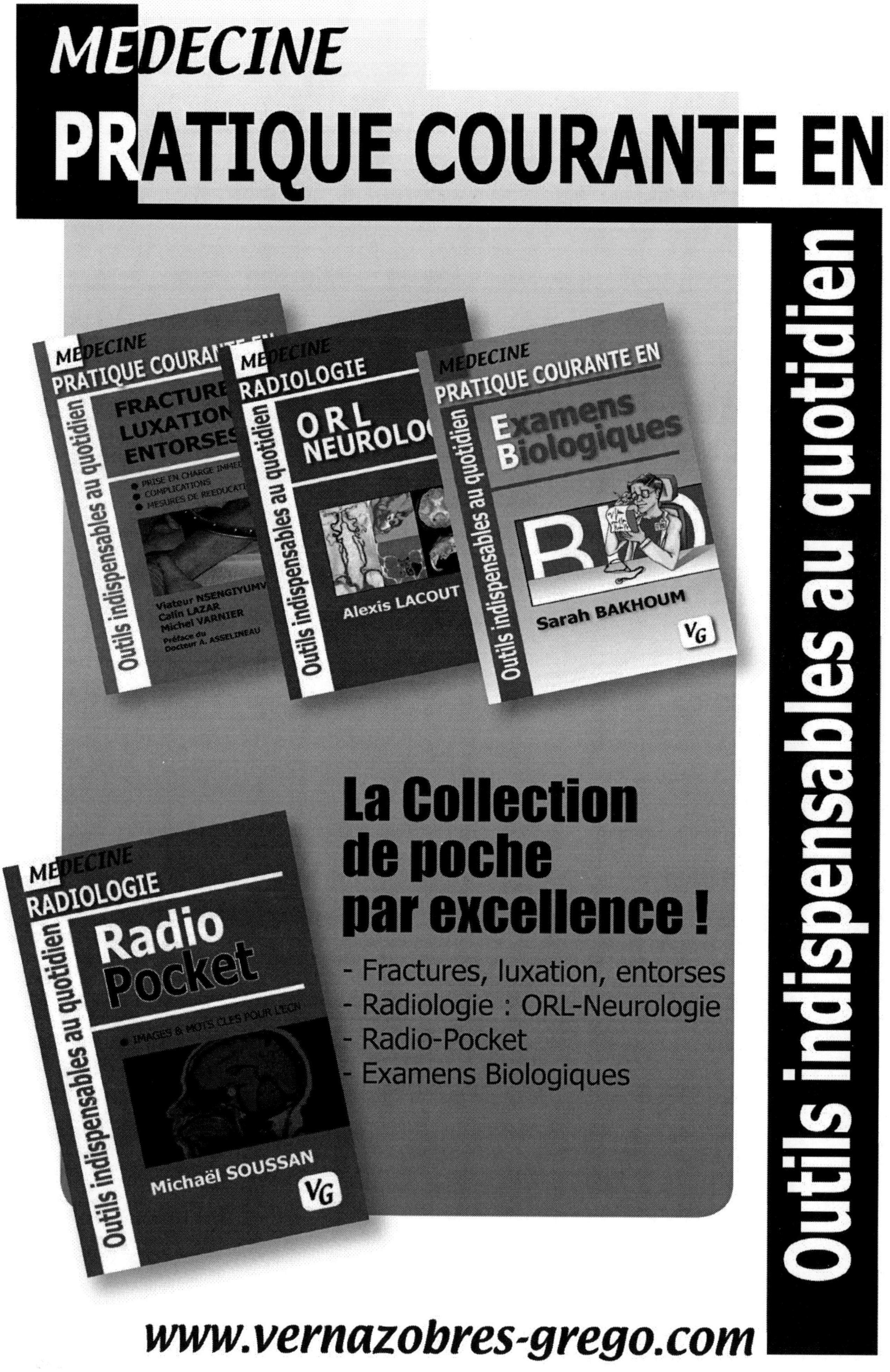
MEDECINE
PRATIQUE COURANTE EN
Outils indispensables au quotidien
MEDECINE
PRATIQUE COURANTE EN
FRACTURES
LUXATIONS
ENTORSES
Viateur NSENGIYUMVA
Calin LAZAR
Michel VARNIER
Préface du Docteur A. ASSELINEAU
MEDECINE
RADIOLOGIE
ORL
NEUROLOGIE
Alexis LACOUT
MEDECINE
PRATIQUE COURANTE EN
Examens Biologiques
Sarah BAKHOUM
VG
La Collection
de poche
par excellence !
- Fractures, luxation, entorses
- Radiologie : ORL-Neurologie
- Radio-Pocket
- Examens Biologiques
MEDECINE
RADIOLOGIE
Radio Pocket
IMAGES & MOTS CLES POUR L'ECN
Michaël SOUSSAN
VG
www.vernazobres-grego.com

DOSSIER 5

M. R., 48 ans, vous est adressé en consultation. Ce patient a pour antécédents une colopathie fonctionnelle à type de diarrhée chronique, ainsi qu'un reflux gastro-œsophagien diagnostiqué il y a quelques années. A l'époque, une fibroscopie avait été réalisée, montrant que celui-ci était compliqué d'œsophagite. Le patient avait alors été traité par un médicament dont il ne se souvient plus du nom, sans fibroscopie de contrôle apparemment ; il gardait depuis quelques douleurs résiduelles fluctuantes...

L'histoire récente de la maladie rapporte l'apparition de nouvelles douleurs, épigastriques, cette fois intenses, ayant motivé la réalisation d'une nouvelle fibroscopie. Celle-ci a mis en évidence, outre des lésions d'œsophagite persistante de grade II, 2 ulcères : un de l'estomac et un dans le bulbe. L'endoscopiste a poussé l'appareil jusqu'à l'extrémité du 1er duodénum pour effectuer des biopsies... Le patient vient donc maintenant vous voir avec le résultat de l'anatomopathologie : *helicobacter pylori* négatif et lésions de duodénite non spécifique, les biopsies gastriques faites dans le même temps sont quant à elles rassurantes (pas de signe de malignité).

1°) Quelles sont les étiologies d'ulcère gastro-duodénal HP négatifs ?

2°) L'association à une diarrhée chronique doit vous faire évoquer un diagnostic en particulier. Lequel ?

3°) Quel(s) examen(s) réalisez-vous pour faire avancer le diagnostic dans ce sens ?

4°) Cet(ces) examen(s) est(sont) positif(s). Comment obtenez-vous un diagnostic de certitude ?

5°) Votre diagnostic est confirmé. Quels sont les examens dont vous disposez pour mettre en évidence la lésion responsable ?

6°) Quels sont les mécanismes de la diarrhée dans cette pathologie ? Expliquez brièvement.

7°) Vous réalisez toutes les explorations possibles pour rechercher la lésion qui se situe finalement dans le duodénum ; celle-ci s'avère maligne et est isolée. Quelle recherche « plus large » faut-il aussi effectuer ?

8°) Quels sont les principes du traitement ?

REPONSES

1°) Quelles sont les étiologies d'ulcère gastro-duodénal HP négatifs ?	***10***
• **Aspirine (2)**	***2***
• **Anti-inflammatoires non-stéroïdiens (2)**	***2***
• **Stress (2)** = ulcère de réanimation	***2***
• Maladie de **Crohn (2)**	***2***
• Syndrome de **Zollinger-Ellison (2)**	***2***
• Causes rares	

2°) L'association à une diarrhée chronique doit vous faire évoquer un diagnostic en particulier. Lequel ?	***10***
Gastrinome = syndrome de **Zollinger-Ellison (10)**	***10***

3°) Quel(s) examen(s) réalisez-vous pour faire avancer le diagnostic dans ce sens ?	***10***
Mesure du débit acide basal gastrique (5) : doit être > 10 voire 15 Meq/heure	***5***
Mesure de la gastrinémie basale (5) (dosage radio-immunologique) : doit être élevée	***5***

4°) Cet(ces) examen(s) est(sont) positif(s). Comment obtenez-vous un diagnostic de certitude ?	***5***
Test à la sécrétine (5) (2 UI/kg) : absence de diminution voire élévation paradoxale du débit acide basal et de la gastrinémie.	***5***

5°) Votre diagnostic est confirmé. Quels sont les examens dont vous disposez pour mettre en évidence la lésion responsable ?	***20***
Echographie abdominale (5)	***5***
Scanner abdominal (5)	***5***
Fibroscopie œso-gastro-duodénale (la dernière n'est pas allée plus loin que le 1er duodénum, rappelons-le) et surtout **écho-endoscopie (5)** dans le même temps.	***5***
Octréo-scan (5) = il s'agit d'une scintigraphie à l'octréotide, c'est-à-dire avec des analogues de la somatostatine marqués à l'Indium 111 (on détecte ainsi les récepteurs membranaires à la somatostatine).	***5***

6°) Quels sont les mécanismes de la diarrhée dans cette pathologie ? Expliquez brièvement.	***15***
Volumogénique (10) = inondation de l'intestin par des sécrétions digestives plus haut situées	***10***
Part modeste de **malabsorption (5)** / mal-digestion par : • Inactivation des enzymes pancréatiques • Ulcérations jéjunales étendues…	***5***

7°) Vous réalisez toutes les explorations possibles pour rechercher la lésion qui se situe finalement dans le duodénum ; celle-ci s'avère maligne et est isolée. Quelle recherche « plus large » faut-il aussi effectuer ?	***10***
Recherche d'un **syndrome héréditaire de prédisposition aux tumeurs (10)** = NEM 1	***10***

8°) Quels sont les principes du traitement ?	***20***
DOUBLE ! !	
Traitement **anti-sécrétoire (10)** = inhibiteurs de la pompe à protons à très forte doses (au moins 60 mg/jour de Mopral®)	***10***
Traitement **anti-tumoral (5) = chirurgie (5)** (car pas de métastases et pas de notion de NEM)	***5+5***

COMMENTAIRES DU DOSSIER

Q1)
Moyen mnémotechnique = ZARMA : Zollinger, Aspirine, Rares et réa, MICI (Crohn), AINS.

Q2)
L'œsophagite est un argument supplémentaire, cela ne doit pas vous échapper !

Q3)
Le gastrinome est un syndrome d'hypersécrétion acide gastrique (il s'agit d'un syndrome humoral).

Q5)
Points bonus à ceux qui citeront l'exploration peropératoire avec échographie et trans-illumination.
On rappelle que la tumeur responsable a pour localisation préférentielle le pancréas et le duodénum, ou plus rarement un ganglion intra-abdominal ; les localisations multiples ne sont pas rares. Enfin, celle-ci est parfois non retrouvée.

Q7)
On vous souffle ici qu'il fallait refaire une fibroscopie ; lisez toutes les questions…
Par ailleurs, il ne faut pas se méprendre sur le sens de cette question, on n'attendait pas de vous que vous recherchiez des métastases. Vous pouviez le deviner facilement car on vous disait que l'on avait effectué toutes les explorations possibles (ce qui comprend donc la scintigraphie, qui, rappelons-le dépiste les métastases) et que la lésion était isolée (ce qui signifie qu'elle est unique <u>et</u> non métastatique).

Q8)
On rappelle que la chirurgie est le seul traitement curatif possible des tumeurs neuro-endocrines au stade loco-régional. La mucosectomie est parfois proposée dans les localisations duodénales (sinon c'est la duodénectomie voire la DPC, mais on ne vous en demandait pas tant ici). Le plus souvent, le traitement médical est suffisant. En cas de NEM, la chirurgie n'est pas indiquée (éradication totale impossible).

DOSSIER 6

M. F., 38 ans, se présente aux urgences de votre hôpital. Il s'agit d'un patient dont la séropositivité est connue depuis 4 ans. Le patient est dans le déni complet de sa maladie ; il a pourtant été victime de nombreuses complications : candidose buccale et même œsophagienne, pneumocystose pulmonaire, zona intercostal... Malgré cela, il n'est pas suivi.
L'histoire récente de la maladie rapporte des céphalées persistantes et croissantes depuis quelques semaines, associées à des vomissements matinaux. M. F. vous explique qu'il ne sait plus exactement à quand remonte le début des troubles car il est « un peu perdu » ces derniers temps. Cette nuit, alors qu'il se levait pour aller uriner, il est tombé du lit car sa jambe droite était paralysée. Il a un peu récupéré depuis, mais est très inquiet, ce qui l'amène à consulter.

Votre examen retrouve :

Tension artérielle = 120/80 mmHg, pouls = 88/min, T° = 38,3°C, saturation = 96 %
Un déficit sensitivo-moteur isolé de la jambe droite, coté à 2/5
Pas de signe de traumatisme
Des séquelles achromiques de zona thoracique
Une dermite séborrhéique
Un patient maigre, à l'état général plutôt moyen...

1°) a) Quelle est la séquelle la plus fréquente et la plus invalidante du zona ? (hors VIH)
b) Quel en est le traitement ?

2°) Que vous évoque la dermite séborrhéique dans ce contexte ?

3°) Quels sont les diagnostics à évoquer devant un tel tableau ?

4°) Quels sont les examens à réaliser ?

5°) Ces examens sont en faveur du diagnostic le plus probable. Quel est votre traitement ?

6°) a) A J5, les symptômes persistent. Qu'en pensez-vous ? Et à J20 ?
b) Quelle est alors la 1ère hypothèse ?
c) Que faites-vous ?

7°) Votre hypothèse est confirmée. Quel bilan complémentaire faut-il réaliser ?

8°) Quelles sont les autres lésions néoplasiques rencontrées au cours de l'infection par le VIH ?

REPONSES

1°) a) Quelle est la séquelle la plus fréquente et la plus invalidante du zona ? (hors VIH) ***b) Quel en est le traitement ?***	***9***
a) Les **douleurs post-zostériennes (5)**	***5***
b) Il s'agit d'une douleur de type neurologique, les antalgiques classiques sont donc le plus souvent inefficaces ; il faut donc recourir :	
• Aux **anti-comititaux (1),** surtout actifs sur les douleurs en décharge = carbamazépine par exemple…	***1***
• Aux **antidépresseurs (1),** surtout actifs sur le fond douloureux = tricycliques +++	***1***
• Aux **neuroleptiques (1)**	***1***
• Aux **benzodiazépines (1)** = le Rivotril® est souvent prescrit	***1***

2°) Que vous évoque la dermite séborrhéique dans ce contexte ?	***10***
Il s'agit simplement d'une dermatose dont la **prévalence** est nettement **supérieure**	***5***
(5) chez les sujets séropositifs pour le VIH = **rien (5)** de particulier.	***5***

3°) Quels sont les diagnostics à évoquer devant un tel tableau ?	***20***
• **Toxoplasmose (5)** cérébrale	***5***
• **Lymphome (4)** cérébral (2ème diagnostic en fréquence devant un processus expansif)	***4***
• **Cryptococcose (4)** (il s'agit d'un champignon de type levure)	***4***
• **Encéphalite virale (3)** secondaire à : varicelle-zona-virus, cytomégalovirus ou VIH lui-même	***3***
• Une leuco-encéphalite multifocale progressive **(2)**	***2***
• **Tuberculose (2)** cérébrale ou autre infection à mycobactéries atypiques	***2***
• Neuro-syphilis…	

4°) Quels sont les examens à réaliser ?	***21***
En **urgence (4)**	***4***
Imagerie cérébrale : (1)	***1***
• **Scanner cérébral (5)** sans et avec injection intraveineuse de produit de contraste iodé	***5***
• Ou mieux = **IRM cérébrale (3)** T1, T2 et T1 avec injection de gadolinium	***3***

Par ailleurs, chez tout patient VIH qui a de la fièvre, il faut réaliser un bilan stéréotypé, qui comprend :	
• **NFS-plaquettes avec phénotypage lymphocytaire (1),** bilan hépatique complet, lipase, LDH, VS, **CRP (1)**	*1* *1*
• **Charge virale (1)**	*1*
• **Hémocultures (1)** sur milieux standard et sur Isolator Bactec (pour les mycobactéries)	*1*
• Antigénémie cryptocoque (si les CD4 < 100) et virémie CMV	
• **Radio thorax, ECBU (4),** coprocultures + parasitologie des selles si diarrhée	*4*

5°) Ces examens sont en faveur du diagnostic le plus probable. Quel est votre traitement ?	***10***
Hospitalisation en urgence (1), en service de médecine	*1*
Traitement **anti-toxoplasmose = Adiazine® + Malocid® (2)**	*2*
Hyper-diurèse alcaline + acide folinique (1) pour prévenir les effets indésirables du traitement	*1*
Traitement **anti-œdémateux (2)** = préférer un agent osmotique type mannitol	*2*
Traitement **antalgique (2)**	*2*
Traitement **anti-comitital (1)** éventuel	*1*
Surveillance (1) clinique et paraclinique de l'efficacité et de la tolérance du traitement.	*1*

6°) a) A J5 les symptômes persistent. Qu'en pensez-vous ? Et à J20 ? ***b) Quelle est alors la 1ère hypothèse ?*** ***c) Que faites-vous ?***	***10***
a) Il est tout à fait **habituel (2)** de ne pas obtenir d'amélioration clinique avant une semaine de traitement ; donc à J5 ce n'est pas surprenant.	*2*
En revanche, l'absence d'amélioration clinique à 20 jours de traitement n'est pas normale et doit conduire à **reconsidérer le diagnostic (2)** de toxoplasmose cérébrale…	*2*
b) 1ère hypothèse = le **lymphome (3)** cérébral	*3*
c) Biopsie cérébrale en conditions **stéréotaxiques (3)** d'une lésion accessible	*3*

7°) Votre hypothèse est confirmée. Quel bilan complémentaire faut-il réaliser ?	***10***
Il faut réaliser un bilan complet de type lymphome pour affirmer le caractère primitif de la lésion !	
Donc : **scanner thoraco-abdomino-pelvien, β2-microglobuline, LDH… (10)** **Biopsie ostéo-médullaire**	*10*

8°) Quelles sont les autres lésions néoplasiques rencontrées au cours de l'infection par le VIH ?	***10***
Cancer du col utérin (3) **Sarcome de Kaposi (2)** **Lymphome de Burkitt (2)** **Carcinome anal (3)** (marge ou canal)	***3*** ***2*** ***2*** ***3***

COMMENTAIRES DU DOSSIER

Q1)

Mais il ne faut surtout pas oublier le traitement préventif ! = > traitement anti-viral (Zélitrex®) précoce des zonas (l'indication est surtout validée chez le sujet immunocompétent) qui diminue l'incidence et l'intensité des douleurs post-zostériennes.

Q3)

Symptômes d'hypertension intracrânienne + signe focal = évoquer un processus expansif ++++ (ça, c'est valable chez tout le monde).
Par ailleurs, vu le contexte, il est évident qu'il faut aussi évoquer une infection opportuniste du système nerveux central.
Toxoplasmose cérébrale : dont la forme de loin la plus fréquente est l'encéphalite collectée, c'est-à-dire l'abcès, unique ou multiple... C'est le 1er diagnostic à évoquer devant des signes neurologiques chez le VIH, par argument de fréquence !

Q5)

Les corticoïdes peuvent être actifs sur l'œdème cérébral mais également faire régresser voire disparaître un lymphome cérébral, faisant ainsi croire à tort à une efficacité du traitement anti-toxoplasmose... Il faut donc essayer de les éviter.

Q6)

Si le patient s'aggrave sous traitement, il faut savoir également évoquer une hémorragie intra-lésionnelle. La toxoplasmose saigne volontiers sous traitement.

DOSSIER 7

M. H., 64 ans, consulte pour une hématurie isolée avec émission de caillots lors de la miction.
L'examen clinique est normal par ailleurs.

1°) Quelles étiologies évoquez-vous ?

2°) Quel élément de l'examen clinique est particulièrement important ?

3°) Quelle caractéristique de l'hématurie vous orienterait vers un cancer de la vessie ?

4°) Quels sont les facteurs de risque de cancer de la vessie ?

5°) Quels examens paracliniques pratiquez-vous ?

6°) Il s'agit d'une tumeur urothéliale sessile de la vessie T2bN1M0, que signifie ce stade ?

Vous réalisez un traitement curatif, une cysto-prostatectomie totale avec une néo-vessie type Bricker (urétérostomie cutanée trans-iléale).
6 mois plus tard, vous êtes appelé par l'interne du service de réanimation du CHR.
Votre patient est hospitalisé pour insuffisance rénale aiguë et syndrome hémorragique.
Il présente une récidive tumorale pelvienne avec envahissement du sigmoïde et du Bricker à l'origine d'une rectorragie, d'une urétrorragie et d'une hématurie par le Bricker.
Le facteur déclenchant des hémorragies est la prise d'un anti-inflammatoire non-stéroïdien pour des douleurs lombaires.

7°) Quelles sont les étiologies de l'insuffisance rénale aiguë que vous suspectez ?

REPONSES

1°) Quelles étiologies évoquez-vous ?	***15***
• **Tumeur urothéliale de vessie (3),** voies **excrétrices supérieures (2)**	*3+2*
• **Lithiase urétérale,** rénale **(2)**	*2*
• **Cancer rénal (2),** cancer prostatique **(3)**	*2+3*
• **Polykystose (1)**	*1*
• Traumatisme	
• **Infection urinaire (2)**	*2*
• Bilharziose, tuberculose	

2°) Quel élément de l'examen clinique est particulièrement important ?	***15***
Toucher rectal (10)	*10*
• Permet de rechercher une **étiologie, cancer de la prostate, de la vessie (3)**	*3*
• De rechercher un **envahissement de la paroi vésicale (2),** voire blindage pelvien	*2*
• D'apprécier le retentissement : globe vésical	

3°) Quelle caractéristique de l'hématurie vous orienterait vers un cancer de la vessie ?	***10***
En faveur d'une cause **urologique : hématurie macroscopique avec caillots (5)** En faveur d'un **cancer de la vessie : hématurie terminale, indolore et intermittente (5)**	

4°) Quels sont les facteurs de risque de cancer de la vessie ?	***15***
Tabagisme (10)	*10*
Produits industriels : **aniline (colorant), hydrocarbures… (3)**	*3*
Bilharziose urinaire (1)	*1*
Toxique : **cyclophosphamide (1)**	*1*

5°) Quels examens paracliniques pratiquez-vous ?	*20*
Examen cytobactériologique des urines (3)	*3*
Cystoscopie urinaire : (5)	*5*
• Permet la réalisation de biopsies	
• Du bilan d'extension locale	
• La recherche d'un 2ème primitif	
• D'apprécier le siège exact	
• Envoi de la pièce pour examen anatomopathologique **(PMZ)**	*PMZ*
Cytologie exfoliatrice (2) en l'absence d'argument direct	*2*
Echographie vésicale (5)	*5*
TDM ou IRM pelvienne (5) évalue l'extension dans la paroi vésicale et recherche des adénopathies.	*5*

6°) Il s'agit d'une tumeur urothéliale sessile de la vessie T2bN1M0, que signifie ce stade ?	*10*
• T2b : envahissement du muscle profond **(4)**	*4*
• N1 : **adénopathie unique de moins de 2 cm (4)**	*4*
• M0 : **pas de métastases** à distance **(2)**	*2*

Vous réalisez un traitement curatif, une cysto-prostatectomie totale avec une néo-vessie type Bricker (urétérostomie cutanée trans-iléale).
6 mois plus tard, vous êtes appelés par l'interne du service de réanimation du CHR.
Votre patient est hospitalisé pour insuffisance rénale aiguë et syndrome hémorragique.
Il présente une récidive tumorale pelvienne avec envahissement du sigmoïde et du Bricker à l'origine d'une rectorragie, d'une urétrorragie et d'une hématurie par le Bricker.
Le facteur déclenchant des hémorragies est la prise d'un anti-inflammatoire non-stéroïdien pour des douleurs lombaires.

7°) Quelles sont les étiologies de l'insuffisance rénale aiguë que vous suspectez ?	*15*
Insuffisance post-rénale **obstructive : (3)**	*3*
• **Compression urétérales (2)**	*2*
- Par la **récidive tumorale (1)**	*1*
- Par des **adénopathies (1)**	*1*
• **Caillotage** dans le Bricker **(2)**	*2*
Insuffisance **pré-rénale : (3)**	*3*
• **Prise d'AINS (1)**	*1*
• **Choc par le syndrome hémorragique (2)**	*2*
Insuffisance rénale par néphrite interstitielle immuno-allergique aux AINS.	

COMMENTAIRES DU DOSSIER

Le cancer de la vessie n'est pas au programme en tant que tel, mais il rentre dans le cadre de la conduite à tenir devant une hématurie, donc il faut quand même avoir quelques notions sur la question.

Q5)
On pratique une cystoscopie en première intention compte tenu de l'âge du patient.

Q6)
La TNM est mise pour information. Le cancer de vessie n'étant pas explicitement au programme et la classification étant particulièrement compliquée, vous pouvez probablement faire l'économie de son apprentissage.

TUMEURS UROTHELIALES DE VESSIE
Classification TNM-UICC 1997

T Tumeur primitive

- Tx Tumeur primitive ne pouvant être classée
- T0 Absence de tumeur primitive
- Ta Carcinome papillaire superficiel (respectant la membrane basale)
- Tis Carcinome in situ (plan, respectant la membrane basale)
- T1 Carcinome envahissant le chorion ou tissu conjonctif sous-épithélial
- T2 Carcinome envahissant le muscle :
  - T2a Carcinome envahissant la partie superficielle du détrusor (moitié interne)
  - T2b Carcinome envahissant le muscle profond (moitié externe)
- T3 Carcinome envahissant le tissu péri-vésical (graisse)
  - T3a Envahissement microscopique
  - T3b Envahissement extra-vésical macroscopique
- T4 Carcinome envahissant une structure péri-vésicale
  - T4a Prostate, utérus ou vagin
  - T4b Paroi pelvienne ou abdominale

N Ganglions régionaux

- Nx Ganglions régionaux non évaluables
- N0 Absence de métastase ganglionnaire régionale
- N1 Ganglion unique < 2 cm
- N2 Ganglion unique de 2 à 5 cm, ou ganglions multiples tous < 5 cm
- N3 Ganglion(s) > 5 cm

M Métastases à distance

- Mx Métastase à distance non évaluable
- M0 Absence de métastase à distance
- M1 Présence de métastase à distance

Chirurgie du cancer de la vessie :
Chirurgie radicale à visée curatrice :

- Cysto-prostatectomie avec curage iliaque
- Bricker : abouchement des uretères sur une néo-vessie trans-iléale, abouchée à la peau. Ce dispositif requiert l'appareillage par une poche urinaire.